病気にならない食事の極意

総合診療医の
エビデンスにもとづく処方箋

徳田安春

プロローグ

予防にまさる医療はない――。

これは、長年にわたって医療に携わってきた私の強い実感です。

現在、私は総合診療医として働いていますが、かつては内科で診療をしていました。当時、かなり病状の進んだ患者さんを診ることが多く、ある程度の治療はできても、残念ながら完全には戻らない。あるいは残念ながら若くして亡くなられる方も少なくありませんでした。

しかし、たとえば、糖尿病、高血圧など、生活習慣病と言われているものに対して、エビデンス（科学的な根拠）のある健康的な生活習慣を続けていれば、ここまで病気は進まなかったと確信しています。

予防の重要性です。心筋梗塞になった患者さんにカテーテルで治療することは必要なことですが、それ以上に重要なのは、そうなる前に食生活を改善したり、タバコをやめていただいたりなど、病のリスクファクターを減らす生活習慣を実践していただくことではないか。また、高血圧になって、血圧の薬を投与する前に、血圧が上がらないように食生活に気をつけるといったことを、きちんとアドバイスすることの方が重要ではないかと考えるようになったのです。

その方が、本人の健康と幸せにつながりますし、つらい想いをしなくてもすむからです。

病気の予防には生活習慣が大事ですが、その中でもとりわけ重要なのが食事です。

その食事について、最新のエビデンスに基づいた内容を、誰もが日常生活で簡単に取り入れ、実践できるかたちでまとめたのが、この本です。

私が予防医学に興味を持つようになったのは、沖縄県の平均寿命のランキングが落ちたときでした。かつては男女ともに全国1位だったのが、２０００年には男性は26位、２０１５年は男性は36位、女性は7位となっています。それには、やはり食生活が大きかったのです。とりわけ米軍基地の影響で、欧米型食生活が浸透していったからです。

当時の私は、沖縄の病院で患者さんの治療にあたっていましたが、治療が間に合わないほど、次から次へと患者さんがいらっしゃる。「治療の前に、もっと予防をしなければいけない」という気持ちが募りました。

つらい想いをするのが患者さんとそのご家族です。本当に何とかして差し上げたいという気持ちでいっぱいになります。

私は、日々、研修医の皆さんと様々な勉強会をしていますが、実はアメリカでも日本でも、医学部では予防医学や食事指導についてほとんど教えてくれません。命を助けるために大事であるにもかかわらず、カリキュラムに入っていない。ですから、医療を志す皆さんも、ぜひそういったことを自分から積極的に勉強していただきたいと思っています。

この本に託した私の想いは、一言で言えば「医食同源」。医と食事は同じということです。

食べているものが身体をつくる。それによって、病気にもなり、健康にもなる、ということが言えるのではないでしょうか。

毎日、1回1回の食事の積み重ねが、その人の健康にダイレクトにつながっています。

沖縄では、健康的な食事のことを「ぬちぐすい」(「命の薬」の意)と言います。身体も心も元気にしてくれる食べ物ということです。

しかし、生活習慣、とりわけ食事や栄養に関しては、残念ながら、フェイクニュース（誤った報道）も多く流れています。それに惑わされないように、正しい予防医学の知識をしっかりと持つことが何よりも大切です。

本書が、そのために少しでも役立ち、読者の皆さんが健康と長寿のための食事を生活に取り入れ、充実した幸せな人生を生きてゆかれますことを心から願ってやみません。

２０２０年４月
徳田安春

目次

第3章 これだけは知っておきたいダイエットの基礎知識
——適度なカロリー制限とプチ断食の効用とは 77

第4章 飲み物とサプリの注意点
——砂糖入り飲料は控える 103

第1章

栄養疫学でわかったヘルシー7メニュー

——野菜、果物、全粒穀物、豆類、ナッツ類、植物性油、魚介類

■これまでの栄養学の限界

従来の栄養学は、食事に含まれる成分に基づく生物学的理論によって、人間の健康を予測する考え方です。ビタミンやミネラルなどの成分を豊富に含む食事が健康的とみなされる傾向があります。

栄養学によると、ビタミンやミネラルなどのサプリをたくさん摂れば健康になり、がんや心臓病にかかりにくくなるという考え方が出てきます。

１９８０年代、ノーベル賞を２回取ったライナス・ポーリング博士が唱えたメガビタミン主義が、世界の先進国で流行しました。ポーリング博士は生化学者でしたので、メガビタミン主義は生化学をベースにした栄養学に基づき、博士自身もビタミンCを大量に服用していました。

しかし、身体によいと考えられる個別成分をサプリで大量に摂っても、病気になりにくい、ということはありませんでした。あるサプリを摂っていた人々と、摂らなかった人々の健康状態を何年間も追跡する臨床試験で、ほぼすべてのビタミン、すなわち、A、B、C、D、Eのそれぞれについて調べた結果、単一のサプリは無効であるという結果が出たのです。ミネラルもそうでした。

■栄養疫学でわかった健康的な食事

一方、栄養疫学という学問があります。どんな食事をしている人が病気になりにくいのかを何年も観察して、寿命や病気の結果を見る考え方です。

栄養疫学が勧める健康的な食事は、野菜、果物、全粒穀物、豆類、ナッツ類、植物性油、魚介類からなるメニューです。私はこれをヘルシー7メニューと呼んでいます。

ヘルシー7メニューを習慣的に食べていた人たちは、病気にかかりにくく、自然に長生きしていました。がん、心臓病、脳卒中、糖尿病、腎臓病などすべての生活習慣病に予防効果があったのです。全粒穀物とは、玄米、麦、全粒粉小麦、オートミール、挽きぐるみ蕎麦などです。

野菜にはベータカロチンが多く含まれています。ベータカロチンだけをサプリとして服用しても健康的には無効なのですが、野菜として食べるのは効果があるのです。

野菜には様々な成分がバランスよく含まれていて、そのバランスを保持したまま摂取するのは身体によいのです。単一の成分だけを取り出して内服すると、身体によい効果が消えてしまうということです。

■不健康な食事

果物を生で食べるのは身体によいので、果物はヘルシー7メニューに入っています。

しかし、果物をジュースとして摂取するのはよくないことがわかっています。

普段から果物ジュースを飲んでいると、糖尿病や肥満の危険性が高くなります。

砂糖入りのジュースはもっと不健康です。コーラなどの清涼飲料水は、できるだけ避けましょう。お勧めのドリンクは、まず水。そして、適量のコーヒーとお茶です。

ここで、不健康メニューを挙げます。

赤身の肉、加工肉、砂糖、精製穀物、でんぷん型野菜です。

これらの不健康メニューは、がんや心臓病、糖尿病などのリスクを高めます。

赤身の肉とは哺乳類の肉のことで、牛肉や豚肉などです。加工肉とは、スパムやソーセージ、ベーコン、ハムなどです。精製穀物とは、白米や白いパン。でんぷん型野菜とは、ジャガイモなどです。

最近の研究によって、フライドポテトの消費は死亡率の上昇に関連するということがわかりました。健康を害しないフライドポテトは6個までであると言う研究者もいます。ファーストフードレストランで出てくるフライドポテトは明らかに6個以上ですね。ファーストフードは、欧米ではジャンクフードと呼ばれています。ジャンクとは肉の「クズ」のこと。牛や豚の内臓や神経などが混入した不純肉で、さらに人工添加物も含まれています。

普段からフライドポテトやジャンクフードを食べていると、がんや心臓病のリスクがかなり高くなります。ドキュメンタリー映画『スーパーサイズ・ミー』では、監督が自ら1日3食ジャンクフードレストランで食べ続けるという試みをしていましたが、短期間で体重が増え、気分も悪くなり、血液検査データも悪化していました。この映画からも、ジャンクフードレストランでの食事は短期的にも不健康であることが示されたと思います。

■野菜と果物の真実：その1

〈なぜ人は野菜と果物を買わないのか？〉

野菜と果物をよく食べるのは、健康によいことです。毎日、たくさんの種類の野菜と果物を食べましょう。これらは昔からよく言われていることですね。

生活習慣病の予防ガイドラインの食事療法の項目をみても、必ず「野菜と果物をよく食べましょう」と書かれています。

しかし、実際にスーパーなどで買い物をしている人の買い物カゴの中をチラッと覗いてみると、それほど野菜と果物が買われていない印象があります。野菜と果物のコーナーは、たいていスーパーの入り口付近に設置されているのにもかかわらず、です。

では、なぜ人は野菜と果物を買わないのでしょうか？　そして食べないのでしょうか？　その理由と、それが医学的に正しいのかを検証してみましょう。

まず、果物には糖分が多く含まれているので糖尿病やその予備軍の人たちの身体によくない、という意見をよく聞きます。本当にそうでしょうか？

〈果物の糖分は身体によい〉

果物には確かに糖分が含まれています。でも、その糖は自然糖です。身体によくないのは人工的に付加された糖分、加工糖です。自然糖を含む果物を多く摂る人は糖尿病のリスクが低いという研究結果が出ています。

糖尿病だけではありません。果物を多く摂る人は、高血圧症のリスクも低く、心臓や脳の血管の病気にかかりにくくなります。

最近は、ブドウ糖指数（Glycemic Index：GI）で食品を選ぶ人もいると思います。スイカやブドウのGIは高いので、糖尿病やその予備軍の人にはよくない、という意見もよく聞きます。

実は、血液中のブドウ糖が上がるかどうかの影響についてみるとき、ブドウ糖指数より正確なのは、ブドウ糖負荷量（Glycemic Load：GL）です。

GLは、炭水化物の量と、それを摂ったときの血糖を上げる程度を掛け合わせたものです。

実際、スイカやブドウに含まれている炭水化物の量は少なめです。つまり、スイカやブドウのＧＬは低いのです。一般的に、丸々１個のフレッシュな果物、または丸々１個の冷凍の果物のＧＬは低いのです。

丸々１個の果物は、食事の最後に食べることが多いと思います。それは消化と吸収に時間がかかりますので、私たちの食欲を満たしてくれます。誰でもリンゴを１個食べたことがあると思います。１個のリンゴには自然糖、食物繊維、ビタミン、アンチオキシダント（抗酸化物質）、そして水分が多く含まれています。大きめのサイズのリンゴなら、お腹がいっぱいになりますね。

一方で、ケーキやキャンディ、清涼飲料水など砂糖が添加された加工食品はどうでしょうか？消化と吸収が素早く行われるために、食欲を満たすことなく処理されるのです。

〈野菜や果物を長持ちさせる方法〉

野菜や果物は、フレッシュで熟した状態で食べるのが、栄養分の摂取にもっとも効果的です。

そこでよく聞く話が、野菜や果物は長持ちせず、すぐに栄養分が失われる、というものです。しかしそれは、野菜や果物の種類、保存方法と期間、そして栄養分の種類によります。

水分が失われると、ビタミンも失われます。ほうれん草を室温で保存した場合、約4日以内にビタミンが失われます。ほうれん草は、買ったら早めに食べることをお勧めします。

ネギやレタス、キャベツなど、野菜の種類によっては、冷蔵庫の冷蔵室で保存すれば、栄養分を長く持たせることができるものもあります。推奨される保存期間は種類によって異なります。

イチゴは1週間以内に食べるとよいですが、リンゴやナシは1カ月程度持たせることができます。冷凍保存で長期保存が可能な野菜には、ブロッコリーやアスパラガスなどがあります。これらの野菜は、冷凍保存中にビタミンが失われることはありません。

■野菜と果物の真実：その2

〈ジュースやスムージーはＯＫ？〉

先にお話ししたように、野菜と果物は、フレッシュな状態で摂ると身体によいというのは事実です。では、ジュースやスムージーの形で摂るのはどうでしょうか?

　フレッシュな野菜や果物を食べる暇がないとき、コンビニエンスストアなどで売られている野菜や果物のジュースやスムージーを飲みたくなる人も多いと思います。野菜ジュースの商品パッケージには「1日に必要な野菜が摂れる!」と書かれたものもよく見かけます。

　もし、フレッシュな野菜や果物が、その皮や中味、芯なども含めて丸ごとジュースやスムージーにブレンドされていれば、確かに野菜や果物の良質の栄養分と食物繊維を摂ることができるでしょう。

　しかし、ジュースやスムージーは一気に飲み干すことができます。そのため、カロリーの取りすぎのリスクがあるのです。大量の果物からできたジュースはカロリーも高くなります。比較的カロリーの高いバナナやアボカドを多く含むジュースのカロリーは、特に高くなってしまいます。

　一方で、丸ごとの果物や野菜は、食べて消化吸収するまで時間がかかりますので、満腹感を感じやすくなります。フレッシュな果物や野菜を摂ることは、カロリーの取りすぎを防いでくれるのです。

商品にもよりますが、ジュースやスムージーには、砂糖や脂肪が入っているものがあります。加工糖です。加工糖の摂りすぎは糖尿病や肥満のリスクになります。

また、ジュースやスムージーは、１００％と表記されていても、製造過程で、重要な栄養成分である食物繊維や微量栄養素が除かれていることがあります。

〈ジュースによる糖尿病のリスク〉

食物繊維を含まないジュースやスムージーを摂ると、身体は容易に消化吸収してしまうので、急激に血糖が上昇してしまうことになります。胃腸の中に残らず、満腹感も得られにくくなります。

さらに、この急激な血糖の上昇に反応して、膵臓からインスリンが分泌され、血糖を下げてしまうために、脳内の摂食中枢が刺激されて、またお腹が空いてしまうことになります。暑い夏は喉が渇きやすく、大量のジュースを飲んでしまうこともありますので、特に気をつけましょう。ダイエット中でしたら、果物のジュースは1日1杯までにしてください。

最近の医学研究によると、果物のジュースをよく飲む人は太りやすく、糖尿病になりやすくなると言われています。一方で、ブドウやリンゴ、ブルーベリーなどのフレッシュな果物をそのままでたくさん食べている人は、糖尿病になりにくくなります。

有名な哲学者ルソーは、「自然に帰れ」と言いました。これは、医学でも進化医学という形で支持されています。狩猟採集の時代、人類は長い間、果物をフレッシュなまま食べていました。そのような食生活を何万年も経て進化してきた私たちにとって、やはり果物はフレッシュで自然のまま食べるのがベストです。

■ナッツはお勧め

〈菜食主義者が健康な理由〉

菜食主義者は長寿です。菜食主義者は、糖尿病、肥満、心臓病、がんも少ないことが明らかになっています。なぜ菜食主義者は病気が少なく、健康で長生きできるのでしょうか。

確かに、野菜、果物、豆類は健康によいことが長年の研究で明確に証明されています。しかし、菜食主義者が摂る栄養分の中で、長い間、注目されずに置き去りにされていたものがあります。それがナッツです。具体的には、ヘーゼルナッツ、ウォールナッツ（クルミ）、カシューナッツ、アーモンドなどです。

〈ナッツの効果〉

ここ数年の研究で、ナッツの健康効果はすばらしいことがわかってきました。

ナッツをよく摂る人は、健康長寿を謳歌する可能性が高いという結果です。心臓病、糖尿病、内臓脂肪、メタボリック症候群、大腸がんなどにかかる可能性も減ります。

ナッツをよく摂ると、血液中の悪玉コレステロールの濃度が下がり、血糖も下がります。内臓脂肪も少なくなり、ダイエットにも効果があります。

ナッツには、健康によい様々な優良栄養素が含まれています。食物繊維、良質の植物性タンパク質、良質の植物性脂肪、ビタミン、ミネラル、アンチオキシダント（抗酸化物質）などです。

〈ナッツの摂り方〉

確実な効果のためには、毎週最低1回は摂る必要があります。できれば毎日摂るとよいでしょう。1日30グラム程度が推奨目安です。

ただし、加工食品を利用する際には注意が必要です。塩分が多く含まれている「つまみ類」では、できるだけ減塩のものがよいでしょう。アーモンド入りのチョコレートでは、「ダークチョコレート」や糖分少なめの商品がよいでしょう。

チョコレートに含まれるカカオも健康によい栄養分です。とくにダークチョコレートにはカカオの成分が多く含まれていますので、アーモンド入りのダークチョコレートなどは、おつまみやおやつにお勧めです。

ナッツ類が健康によい効果を発揮するのは、非菜食主義者でも同様です。

また、人種を問わず、すべての人にとって健康によいことが確認されています。経済的な背景が異なるグループの人々でも効果が認められています。

〈お勧めのナッツレシピ〉

今後期待されるのは、ナッツの医学的な応用です。1度病気になった人の予防のために、ナッツを主成分とするサプリの効果をみるというものです。数年以内には、そのような医学研究の結果が出てくるでしょう。

ナッツはおいしいですから、日常の食事にどんどん取り入れましょう。

お勧めのレシピは、朝食にはナッツ入りのヨーグルト、おやつにはナッツ入りのダークチョコ、夕食にはナッツ入りの自家製野菜サラダです。ダイエットにもなりますし、簡単に「病気にならない健康な食事」の出来上がりです。

■低脂肪(ていしぼう)食による健康被害

〈ステーキハウスで食べてはいけないもの〉

ステーキハウスでステーキを注文したとき、よく出てくる組み合わせはステーキとフライドポテトです。

では、同じプレートに乗っているビーフステーキとフライドポテト、どちらが健康によくて、どちらが健康に悪いでしょうか？

答えは、ビーフステーキは健康にほんの少し悪い程度であるが、フライドポテトは健康にかなり悪い、です。「ほんの少し悪い」と言った理由は、牛肉が赤身の肉だからです（赤身の肉については前述しました）。しかし、牛肉はフライドポテトよりは悪くありません。

減量を試みている人には、ビーフステーキだけ食べて、フライドポテトと白いご飯やパンは食べないことをお勧めします。

もちろん、サイドオーダーの野菜サラダはお勧めです。その場合、オリーブオイルをかけましょう。残念ですが、デザートのケーキは禁物です。ドリンクは、コーラではなく、ウーロン茶あたりがよいでしょう。

近年、アメリカの内科系医学雑誌にある論文が掲載され、話題になっています。

１９６０年代にアメリカで行われた栄養学研究において、砂糖関連会社が研究データを捏造していたことを示す論文です。商業主義により、糖分の摂りすぎが肥満や糖尿病、心筋梗塞のリスクを高める事実を隠ぺいしていたのです。

タバコ関連会社がタバコの有害性の研究データを隠していたというスキャンダルが10年以上前にありましたが、これはアル・パチーノ主演の映画『インサイダー』の題材にもなったので、ご存じの方も多いでしょう。今回の砂糖関連会社のスキャンダルは、影響の大きさと年数を考慮すると、これに匹敵するかそれ以上のものと思います。

〈砂糖と脂肪〉

実際、1970年代にアメリカ政府やアメリカの主な栄養関係団体は、低脂肪高炭水化物の食事を摂取するように推奨し始めました。その後の40年間、アメリカで見られた現象は、言うまでもなく、肥満と糖尿病の爆発的な増加です（図1。肥満の定義は、欧米と日本では異なりますが、図1では欧米の定義を用いています）。一方で、アメリカ人の食事における脂肪成分の摂取量は、平均して25％も減っていたのです。

最近の研究から、加工した糖分の摂取が、もっとも肥満や糖尿病につながることが判明しました。特にチップス、クラッカー、クッキー、糖分入りの甘いドリンクです。

そして、ついに2015年、アメリカの栄養所要量の基準から1日の脂肪摂取上限量が撤廃されたのです。

アメリカにおける肥満比率の上昇

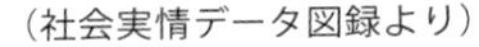

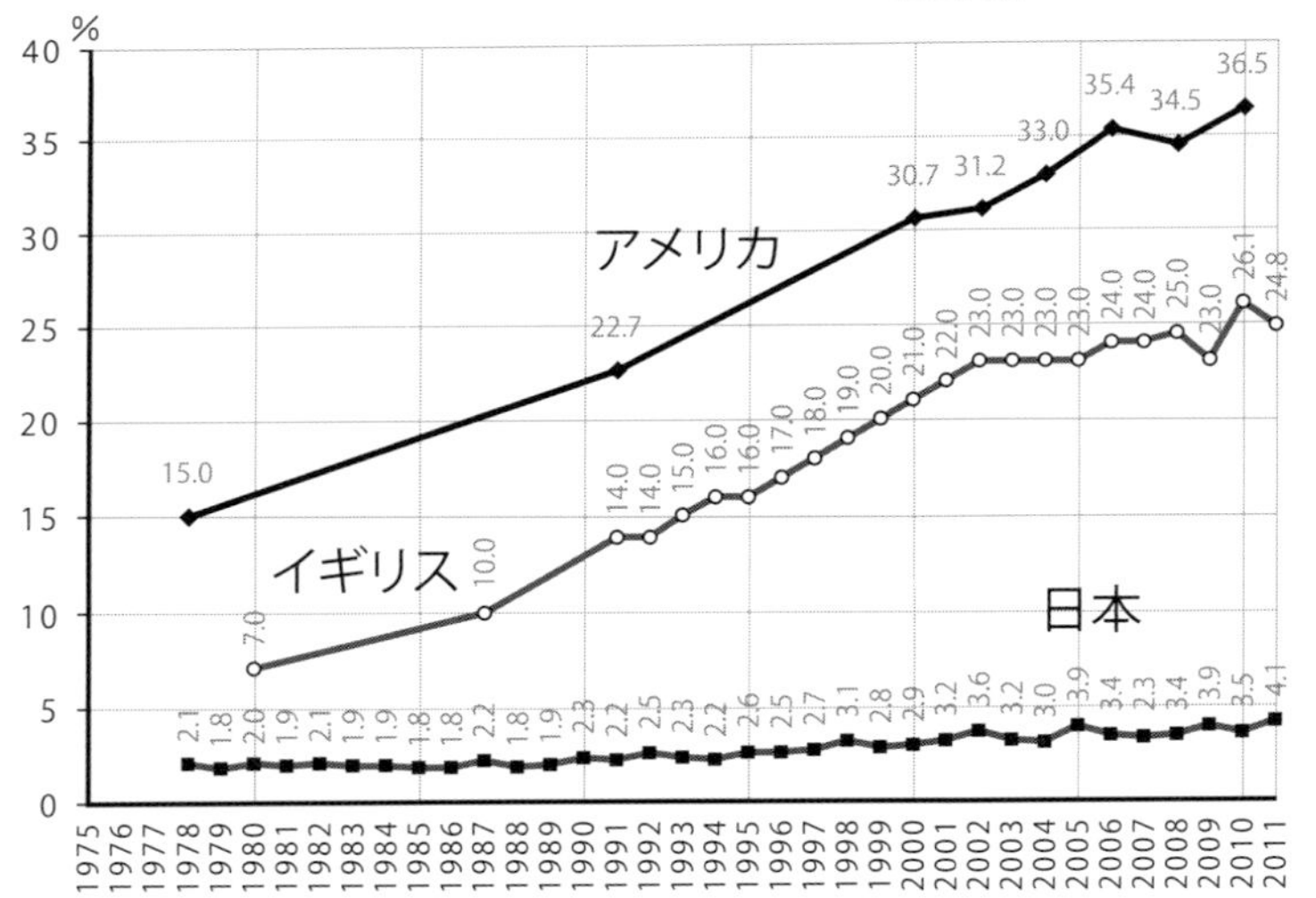

（注）肥満（Obese）の定義は BMI>30kg/㎡である。自己申告データでなく測定データによる。
（資料）OECD Health Data 2010, 2013

図 1

1960年代まで、アメリカ人は高脂肪食を食べていました。総カロリーの40％以上が脂肪でした。

1グラムあたりのカロリーでみると、脂肪は9キロカロリーであり、炭水化物は4キロカロリーです。総カロリー量を減らすことが重視されていたので、脂肪がターゲットになったのです。また、脂肪を糖分に置き換えることによって、総カロリー量を減らすことができ、そして減量につながると言われました。ドリンクに砂糖を加えることによって空腹を抑えることができるので、過食を予防して減量につながるとさえ言われました。

太っている人の特徴は、皮下脂肪や内臓脂肪の蓄積ですので、直観的に「脂肪を食べると太って糖尿病になるだろう」と考えるのも無理はありません。

しかし、このような単純なエネルギーバランス説は崩壊しました。

最近の研究によると、食事における脂肪摂取の制限は、様々な疾患のリスクを高めることがわかったのです。

食事での脂肪摂取の割合と体の脂肪の割合との関連はない、ということもわかりました。

高炭水化物食品であるフライドポテトや糖分入りのドリンクを多く摂る人の方が、高脂肪食品であるナッツやヨーグルトなどを多く摂る人と比べて、肥満になりやすいのです。

高炭水化物食をよく摂る人々は、心臓病のリスクも高くなっています。地中海食（地中海沿岸諸国の伝統的な食事）の効果を調べる研究によると、低脂肪食の人々よりも、高脂肪食の人々の方が心臓血管病の発生が少なくなっています。

〈砂糖よ、さらば！〉

低脂肪食は、飢餓を誘発し、基礎代謝率を低下させ、体重を減らすのが難しくなります。一方、低炭水化物食は、飢餓を抑え、基礎代謝率が高まり、体重を減らしやすくなります。低炭水化物食では、インスリンの分泌も少なくなるので、脂肪がつきにくくなるのです。

以上のことから、脂肪の代わりに炭水化物を多く摂取することは有害であり、医学的に間違っていたと言えます。アメリカのガイドラインでも、２０１５年からそのことが伝えられるようになりました。

しかし、砂糖関連会社の影響はまだ強く残っています。１９６０年代から７０年代の「脂肪の摂取が心臓病の原因であり、炭水化物の摂取は問題ない」という研究結果がいまだに影響を残しているのです。

それは、砂糖関連会社の捏造でした。訴訟大国のアメリカですから、多数の肥満者が立ち上がり、これらの砂糖関連会社に集団訴訟を起こす可能性もあるでしょう。

単純なエネルギーバランスでは、アメリカにおける肥満の急激な増加は説明できません。炭水化物、特に砂糖の摂りすぎが最大の原因と言えるのです。

世界最高の健康食と言われている地中海食は、実は、高脂肪食です。オリーブオイルをたっぷりと使い、ナッツをよく摂っています。オリーブオイルもナッツも脂肪です。

■脂肪の摂り方

〈飽和脂肪酸の真実〉

最近、「飽和脂肪酸の摂取は身体にそれほど悪くない」という研究結果が出ています。

飽和脂肪酸は、動物の肉やバター、乳製品などに多く含まれる脂肪です。ココナッツ、ココアにも多く含まれています。これらの食品が好きな人には朗報ですね。

　これまで、飽和脂肪酸の摂取は、ＬＤＬ（悪玉）コレステロールの血中濃度を上げるので、動脈硬化症を促進して心筋梗塞や脳梗塞などの発症リスクとなると言われてきました。確かに、ＬＤＬコレステロール値が高いほど、動脈硬化症のリスクは高くなります。

　しかし、飽和脂肪酸の摂取でＬＤＬコレステロール値が上がった場合に動脈硬化症のリスクが上昇することは示されていないのです。人間の体内で起こっている代謝現象のすべてが解明されているわけではないので、「未熟な」理論と現実のデータが一致しないということです。現実のデータをリアルワールドデータと呼び、最近の科学では、このリアルワールドデータの重要性が高まってきています。

　多方面からの臨床研究から得られたリアルワールドデータを統合して分析する方法をメタ分析と呼びます。近年、飽和脂肪酸と様々な健康リスクについて、12種類の研究を統合したメタ分析結果が発表されました。

　その結果、やはり総死亡、虚血性心疾患（心筋梗塞や狭心症）、脳梗塞、糖尿病罹患などのリスクと、飽和脂肪酸の摂取量は関係ないことが示されました。

〈トランス脂肪酸の真実〉

「飽和脂肪酸はそれほど悪くない」という結果が出た一方で、「トランス脂肪酸は身体によくない」というリアルワールドデータの結果が出ています。

トランス脂肪酸は、マーガリン、洋菓子類、スナック菓子、生クリームなどに含まれているもので、水素を付加することによって人工的につくられた脂肪酸です。

このような食品が好きな方は要注意です。

もう少し詳しく理解するために、ここで脂肪酸について復習してみましょう。

あぶらには、常温で液体の油と固体の脂があり、まとめて油脂と呼びます。

1つの油脂分子は、脂肪酸分子3つとグリセリン分子1つからできています。脂肪酸は、炭素原子が鎖状につながった分子です。

脂肪酸には、炭素の二重結合がない飽和脂肪酸と、炭素の二重結合がある不飽和脂肪酸の2種類があります。不飽和脂肪酸は、炭素の二重結合のまわりの構造の違いにより、シス型とトランス型の2種類に分類されます。シス（cis）とは、「同じ側の」という意味で、水素原子が炭素原子の二重結合をはさんで同じ側につくものです。天然の不飽和脂肪酸のほとんどはシス（cis）型です。

トランス（trans）とは、「向こう側の」という意味で、水素原子が炭素原子の二重結合をはさんでそれぞれ反対側につくものです。トランス（trans）型の二重結合が1つ以上ある不飽和脂肪酸をまとめて「トランス脂肪酸」と呼んでいます。

トランス脂肪酸には、天然に食品中に含まれているものと、油脂を加工・精製する工程でできるものがあります。

牛などの動物では、胃の中の微生物の働きによってトランス脂肪酸がつくられますので、牛肉や牛乳・乳製品の中に微量の天然トランス脂肪酸が含まれています。

水素添加という加工技術によって、常温では液体の植物油や魚油から半固体または固体のトランス脂肪酸を製造することができます。

このような水素添加によって人工的に製造されるトランス脂肪酸を含む食品には、マーガリン、ファットスプレッド、ショートニングや、それらを原材料に使ったパン、ケーキ、ドーナツなどの洋菓子、揚げものなどがあります。

では、リアルワールドデータを統合したメタ分析では、トランス脂肪酸と様々な健康リスクはどうだったのでしょうか。6種類の研究データが統合された結果、総死亡や虚血性心疾患と、トランス脂肪酸の摂取量には相関関係があることが示されました。脳梗塞、糖尿病罹患のリスクには関係がありませんでした。

〈トランス脂肪酸とのつき合い方〉

トランス脂肪酸を多く摂ると、血中のＬＤＬコレステロールが増えるばかりでなく、ＨＤＬ（善玉）コレステロールが減ります。

人工的につくられるトランス脂肪酸は健康に害を与えることが明らかですが、天然のトランス脂肪酸が健康に及ぼす影響は不明です。また、たくさんの種類があるトランス脂肪酸の中で、どのトランス脂肪酸が悪影響を及ぼすのかについても、研究結果は出ていません。

では、トランス脂肪酸はどの程度まで摂ってよいのでしょうか。

ＷＨＯ（世界保健機関）は、トランス脂肪酸の摂取量を、総エネルギー摂取量の１％未満とするように勧告しています。１人１日当たり約2グラム未満です。

厚生労働省は、トランス脂肪酸摂取の目標値をまだ定めていません。また、食品中のトランス脂肪酸について、表示義務や含有量に関する基準値はありません。

日本人の摂取量は、２００８年に農林水産省が実施した調査では、1人1日当たり食べているトランス脂肪酸の平均量は０・９２〜０・９６グラムと推定されています。しかし、加工食品を多く摂る人は2グラムを超えていると思われます。個々の加工食品に含有量表示がない状況では、トランス脂肪酸を多く含む食品の摂取はなるべく避けるようにするとよいでしょう。

最後に、「お勧めの脂肪の摂り方は？」と聞かれれば、こう答えたいと思います。

「まず、人工のトランス脂肪酸を減らし、ナッツなどの一価不飽和脂肪酸を十分に摂ること。肉や牛乳などの飽和脂肪酸は適度でＯＫ」

■さらに賢い脂肪の摂り方

〈液状の植物性の油を選ぶ〉

脂肪分を上手に摂ると、健康的な食生活を楽しむことができます。

大切なことは、どのような脂肪分を摂るかです。賢い脂肪の摂り方についてご紹介したいと思います。

まず、料理で油を使うときは、液状の植物油を使いましょう。オリーブオイルやキャノーラオイル（なたね油の一種）などの植物油は、動脈硬化を予防する一価不飽和脂肪酸を多く含んでいます。オレイン酸などがその代表です。サラダを食べるときのドレッシングには、オリーブオイルをベースにしたフレンチドレッシングがお勧めです。

健康によいと言われる地中海食の調理には、オリーブオイルがよく使われています。パンに塗るのはバターではなく、オリーブオイルにしてみましょう。炒めものや焼きものにも、植物油を使うことをお勧めします。

フレンチパラドックスという疫学的現象があります。「肉の多い料理を食べているフランス人は、他の欧米人と比べて動脈硬化症が少ない」という逆説的な現象です。

赤ワインがその要因と言われていますが、隠れた真の要因として、「フランス料理ではオリーブオイルをふんだんに使うこと」も挙げられています。

また、液状の植物性油の中でも、特にＭＣＴオイルが注目されています。

ＭＣＴオイルとは、ココナッツオイルなどで注目されている「中鎖脂肪酸油」のことです。一般的な植物油（長鎖脂肪酸）よりも素早く分解され、エネルギーとして消費されます。

このため、脂肪として蓄積されづらく、体脂肪の蓄積を予防することができます。

しかし、摂りすぎには注意した方がよいので、1日にスプーン1杯程度でよいでしょう。ダイエットのほか、運動時の持久力がアップし、認知症予防にも効果があると言われています。

ただし、料理として使うときには、揚げ油や炒め油としては使わないこと、カップ麺の容器や食品トレイに入れないなど、いくつかの注意点があります。

〈トランス脂肪酸は避ける〉

重要ポイントなので繰り返しますが、トランス脂肪酸は、マーガリンやショートニング、クリーム、マヨネーズなどに多く含まれ、多く摂ると動脈硬化を進行させます。

ポテトチップスやカップラーメンにも、トランス脂肪酸が多く含まれています。

食品を買うときには、内容のラベルに注意して、トランス脂肪酸を含まないものを選びましょう。トランス脂肪酸は「部分水素添加油脂」とも呼ばれています。食品ラベルにはこの表現が使われているケースもありますので、覚えておくとよいと思います。

外食のときも、トランス脂肪酸を多く含むメニューはなるべく避けるようにするとよいでしょう。揚げもの、ビスケット、ケーキ、フライドポテト（フレンチフライ）などです。ニューヨーク、サンフランシスコ、ボストンなど、アメリカのいくつかの都市のレストランでは、トランス脂肪酸の使用が禁止されています。

日本も観光客が増えて国際化してきていますが、外食産業の健康志向度をアップさせてほしいところです。完全禁煙に加えて、トランス脂肪酸の使用の禁止を実現してほしいと思います。

〈オメガ3脂肪酸を摂る〉

オメガ3脂肪酸（不飽和脂肪酸の一種）に含まれる脂肪酸は、必須脂肪酸の一種です。代表選手として、エイコサペンタエン酸（ＥＰＡ）やドコサヘキサエン酸（ＤＨＡ）などがあります。

必須脂肪酸は人の体内で合成されないため、体外から摂取する必要があります。

オメガ３脂肪酸には健康によい効果があり、ＬＤＬ（悪玉）コレステロールや中性脂肪を下げます。魚の油やクルミ、キャノーラオイルにはオメガ３脂肪酸が多く含まれています。魚では、特にマグロやサーモン、サバ、ブリ、サンマに多く含まれています。

エスキモー最大の民族であるイヌイットには、動脈硬化性疾患があまりみられません。その理由は、アザラシやシロクマの肉をよく食べているためとのことです。アザラシやシロクマは魚を食べて生きています。そのアザラシやシロクマを食べているイヌイットの人々は、間接的にオメガ３脂肪酸をたくさん食べているのです。

以前、ＥＰＡやＤＨＡを多く含む卵がブームになったことがありました。「脳の発達に効果がある」「認知症の予防によい」という触れ込みでした。確かに、神経細胞の発達には脂肪酸が必要です。しかし、そういう卵を食べて頭がよくなるというエビデンスはまだありません。

オメガ３脂肪酸を多く含む製剤も開発されており、処方箋を出してもらって内服することができます。しかし、臨床研究ではそれほどドラマチックな効果は示されていません。

イヌイットの人々には動脈硬化が少ないのですが、脳出血が多いということがわかっています。塩分摂取量が多いことが関係していますが、オメガ３脂肪酸は万能の栄養素ではありません。動脈硬化と出血は、病態として対照的な特徴を持っています。オメガ３脂肪酸を自然界の食品から適度に摂ることが重要と思います。

脂肪酸の賢い食べ方

なるべく避ける	→	**トランス脂肪酸**
ときどき食べる	→	**飽和脂肪酸**
積極的に食べる	→	**不飽和脂肪酸** （一価不飽和脂肪酸も含む）

表1

有効成分を効率的に摂取するには、「食べられるところはすべて食べる」のがポイントです。焼く、煮る、揚げるなどの調理方法によって、脂質と一緒に有効成分が流れ出てしまいますので、生で食べることがもっともお勧めです。

調理する場合は、煮汁まで食べましょう。魚の缶詰も手軽で便利です。

〈赤身の食肉は少なく〉

赤身の食肉とは、牛肉や豚肉の赤身の部分です。ミオグロビンという色素タンパクを多く含むので赤くなります。飽和脂肪酸を多く含むのが特徴で、実際にはＬＤＬ（悪玉）コレステロールを増加させることは少ないということが最近の研究で判明しています。しかし、過剰に摂ると、やはり動脈硬化を進行させます。

牛肉や豚肉は、できるだけ魚や豆腐などに置き換えましょう。豆類やナッツ類もお勧めです。ステーキハウスで注文をするときには、スモールサイズを選びましょう。そして、フライドポテトと白米やパンはできるだけ少なくしましょう。その代わりに、フレンチドレッシングをかけたサラダを多めに食べるとヘルシーになります。

脂肪酸の賢い食べ方について、前頁の表1にまとめておきました。

■コラム：賢い食品栄養表示の仕方

［肥満の基本的な原因］

中高年者の肥満が増えています。肥満は、糖尿病、脂質異常症、メタボリック症候群などの生活習慣病になりやすく、心筋梗塞や脳梗塞などにもかかりやすくなります。また、肥満者は、大腸がんや乳がんも発症しやすくなります。高齢者では、肥満は膝の関節を痛める原因にもなります。

肥満の基本的な原因は、カロリーの摂取と消費のバランスの崩れです。すなわち、食事でとりこむカロリーが、日常の運動や活動で使われるカロリーより多くなると、脂肪（具体的には中性脂肪）として身体に蓄えられ、肥満になるのです。

余分なエネルギーが脂肪に合成されるには、インスリンというホルモンの作用が必要です。最近注目されている糖質制限食は、インスリン分泌があまり刺激されなくなることから、より効果的な減量が可能となります。しかし、減量は、やはり総カロリーの摂取制限が基本です。糖分を制限しても、脂肪摂取による総カロリーが高くなりすぎると、肥満になるからです。

【1000キロカロリーを消費するには……】

そういう意味で、毎日の食事で摂取する総カロリーに注意し、必要に応じて活動量を増やすことが大切です。

その際、摂取したカロリー量の分だけ消費する、あるいはそれ以上消費するために、どの程度の運動や活動が必要であるか、という知識があると便利です。もちろん、ストレス解消や筋量増加、心肺機能の向上など、運動はそれ自体、健康によい効果があります。

たとえば、ある日の昼食で1000キロカロリーのメニューを食べようとするとき、その摂取した分のカロリーを完全に消費するためにはどの程度の運動や活動が必要かを、メニューの脇に表示してくれると、そのメニューを選択するかどうかの判断にとても参考になります。

1000キロカロリーというと、かなりの運動や活動になります。ウォーキングやジョギングを余分にやらなければいけないことがわかると、減量中の人ならもっと低カロリーのメニューを選ぶ可能性が高くなることが、様々な研究結果からわかっています。

【カロリー等価活動量ラベルを】

イギリス王立公衆衛生協会（RSPH）は最近、販売されるすべての食品に「カロリー等価活動量ラベル」(activity equivalent calorie labeling) の導入を推奨しています。イギリス人の3分の1が肥満となっていて、アメリカに次ぐ「肥満蔓延国」として、その予防対策に真剣に取り組むことを考え始めたのです。

現在の食品の栄養表示は、とてもわかりにくくなっています。100グラム当たりのカロリーが記載されていることが多く、実際の内容量のカロリー表示となっていません。また、カロリー表示されていても、栄養学や生理学に詳しくない一般の人にとっては、そのカロリーがどの程度のものかがイメージできないという課題があります。

ある研究によると、消費者が1つの食品の栄養表示ラベルを見る平均時間は、たったの6秒でした。6秒で理解するためには、無味乾燥な数値データではなく、図やイラストなどを用いたわかりやすいカロリー等価活動量をラベルに示せば、きっと消費者にフレンドリーな表示になると思います。

[日本での賢い表示の仕方]

最近、日本のファミレスでは、メニューの横にカロリーと塩分が表示されていて、私もそれを参考にしてメニューを選択することが多いです。

これに、カロリー等価活動量を追加すれば、減量中の人にとって、とても助けになるでしょう。

たとえば、メタボ健診で、メタボの人だけを対象に栄養指導を行うというように、より高いリスクを持つ人に働きかける従来型のやり方をハイリスク・アプローチと呼んでいます。それに対して、一般の人々に向けて広く栄養教育を行う新しいタイプのやり方を、ポピュレーション・アプローチと呼んでいます。

予防医療政策として実施し、その効果をみるためには、両方のアプローチをうまく組み合わせて実施する方が有効であることが示されています。

一方で、痩身願望の強い若い女性の過激なダイエットによるカロリー制限は、健康に害がありますので、そのようなダイエットは推奨しないことをよく教育することが重要です。

過度な痩身願望は、神経性食欲不振症という摂食障害へつながる恐れがあります。学校や職場、社会で、極端なカロリー制限をしないように健康教育を進めてゆくことも同時に行うべきだと思います。

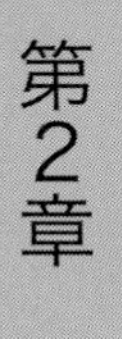

第2章

タンパク質を賢(かしこ)く摂(と)ろう

――豆腐(とうふ)、豆類、ナッツ、魚、チキン、卵がお勧(すす)め

■タンパク質を賢く摂る

〈糖分や塩分を控えてタンパク質を多めに〉

糖分や塩分の多いメニューを控え、タンパク質の多いメニューを摂る。これは、多くの皆さんがすでに試みていると思います。糖尿病や高血圧を予防しながら、筋肉や酵素など身体の構造と機能に大切な原料を十分に摂ることは、よい栄養摂取習慣です。

しかし、タンパク質を多く含む食品の中には、動脈硬化症やがんなどのリスクを増やすものもあります。そこで、タンパク質を賢く摂るための食品の選択について考えてみたいと思います。

まずは、身体によいタンパク質を多く含む食品をよく食べるようにしましょう。お勧めは、豆腐、豆類、ナッツ、魚、チキン、卵です。これらを多く摂ると、動脈硬化の予防になります。

逆に、減らした方がよいのは、牛肉などの赤身の肉、豚肉のスパム缶詰などの加工肉です。これらを多く摂ると、動脈硬化や発がんのリスクが高くなります。

具体的なメニューとして、なるべく避けたいのは、牛肉のハンバーガーやスパムおにぎり、ハムサンド、ソーセージのホットドッグサンドです。

積極的に摂ってほしいメニューは、サーモン、チキンブレスト（鶏の胸肉）、ターキー（七面鳥）、ブラックビーン（黒インゲン豆）です。

〈植物性タンパク質を摂る〉

今、「タンパク質を多く含む食品をよく食べるようにしましょう」と書きました。

しかし、サプリとしてタンパク質のパウダーなどを摂る必要はないでしょう。なぜなら、朝食の卵1個、昼食の豆腐などの豆類、夕食の魚類やチキンなどをきちんと摂れば、1日のタンパク質の所要量を満たすことができるからです。

タンパク質のパウダーには、砂糖やその他の添加物が混入されているので、それらによる身体への影響が無視できないからです。

そして、週に1日は「肉なしの日」にしましょう。

たとえば「月曜日は肉なし曜日」と決めるのです。植物性タンパク質と植物性脂肪は、健康によいことがわかっています。動物性食品と比べて、豆腐、種類、ナッツ類などの植物性食品は、価格も安いことがほとんどです。

植物性タンパク質を選択することは、地球にも優しい食行動と言えます。

植物に比べて、家畜を育てるにはより大量のエネルギーが必要であり、より多くの二酸化炭素（CO_2）、そしてメタンガスを排出します。メタンガスは、強力な温暖化ガスです。牛肉のステーキよりも豆腐ステーキの方が、安くて地球環境にも優しいのです。

〈自然の塩を摂る〉

植物性であっても、加工された食品には大量の食塩を含んでいるものがあります。たとえば、おつまみ用のナッツにも食塩が添加されていることがあるので、アーモンドやカシューナッツなどを購入する際には、食塩無添加のものを選ぶとよいでしょう。

もし、どうしても味加減を加えたい場合は、あとで自然塩を少しだけ振りかけることをお勧めします。沖縄産の自然塩でしたら「ヌチマース」などがお勧めです。ヌチマースには、カリウムやマグネシウム、カルシウム、銅などの希少ミネラルが豊富に含まれていて、むしろ血圧を下げる働きがあるからです。

刺身や寿司などを食べるときも、少量のヌチマースで食べるとよいと思います。家庭の食卓には通常の食卓塩ではなく、ヌチマースを置いておくとよいですね。

改めてもう一度強調したいことは、糖分とタンパク質の摂取バランスを逆転させること。糖分を減らしてタンパク質を増やすのです。糖分では、とくに精製糖分を減らしましょう。精製糖分とは、白米や精製パン、麺類、フルーツジュースなどです。ただし、果物をそのまま生で食べるのは、肥満や糖尿病のリスクを下げる効果がありますので、減らす必要はありません。果物は、抗がん作用のある貴重な食品です。

■スパムとの決別

〈ポークと卵のおにぎり〉

私の初期研修医時代の生活の場は、沖縄の病院の中でした。

病院の2階に小さな部屋が並んでいて、それぞれ2人ずつインターンとして住み込んでいました。すぐ隣に食堂があり、朝食と昼食はそこですませていました。

毎日、深夜まで仕事をすることが多く、夕食を摂ろうと思ったときに食堂は閉まっていることがほとんどでした。夜12時頃になると、自分の小部屋で白衣をTシャツとズボンに着替え、近くの惣菜屋さんに食料を調達しに行くことがよくありました。

そこには、同僚の研修医が数人いて、みんなせっせと惣菜を買い込んでいました。それを自分の小部屋に持ち帰って食べた後、再び病棟に戻って仕事を続けるのです。

当時、もっとも人気のあった惣菜メニューは、ポークと卵のおにぎりでした。

おにぎりの中に、ジューシーなポークと卵がきれいに水平に挟み込まれて、塩味が効いていました。豚肉が卵とセットでご飯と混ざり合ったこのメニューは、沖縄の病院に勤める研修医の毎日の食料源として重要なものであったと言えます。

〈スパムの真実〉

しかし、研修医時代の私が食べていたのは、実はスパムでした。

ポークは英語で豚肉のことです。沖縄でポークと呼ばれているものは、実際は加工豚肉の一種であり、缶詰に入れられた豚肉のジャンクなのです。ジャンクとは肉の「クズ」という意味で、動物の腸管や内臓、筋肉や神経などを混ぜて加工したものです。

ただし、スパムは商品名でもあります。アメリカの会社がつくった加工豚肉の商品名です。第2次世界大戦中、兵隊用の食料として開発され、賞味期限が3年間と異常に長く、缶詰を開けてそのまま食べられることから、連合国の兵隊の主要食料となりました。島国であるイギリスは、第2次世界大戦時、極端（きょくたん）な肉類の不足に陥（おちい）りました。ヨーロッパでは当初、ドイツとイタリアの勢力が強く、友軍アメリカからこのスパムが大量に導入されたのです。イギリスの兵隊は、最初のうちは喜んでスパムを食べていました。

〈配給された大量のスパム〉

しかし、毎日同じスパムが出てくると、飽（あ）きてきますし、兵士たちはスパムの食べすぎで体調を崩（くず）したと言われています。原因は、この製品が豚（ぶた）肉のジャンクだったからだと思います。塩分量も多く、血圧も上がりました。

毎日配給されるスパムに飽き飽きしたイギリス人兵士の1人が、こんな歌をつくりました。

昨日もスパム
今日もスパム
明日もスパム
……

戦後、この歌は大ヒットしました。また、イギリスの人気コメディー番組『モンティー・パイソン』での食堂のシーンで、客から注文を受けるウェイトレスがスパムメニューばかりを何度も客に勧めたために、最後はその客がブチ切れるという場面が爆笑コントとして世界的に広がりました。

〈スパムメールの語源〉

それ以降、「スパム＝迷惑」という言葉の意味が定着し、インターネットが発達してからは、迷惑メールもスパムメールと言われるようになりました。その多くが広告や勧誘で、金銭目的のメールです。

さて、話を沖縄に戻しましょう。

ご存じのように、第2次世界大戦でもっとも激しい地上戦が行われた沖縄では、戦後、米軍が占領支配することになりました。もともと伝統料理に豚肉を取り入れていた沖縄に、米軍からスパムが配給されて一気に広まったのです。

その中の代表的な料理がポークと卵おにぎりでした。そしてついに、沖縄の代表的な伝統料理の1つであるゴーヤチャンプルーにも、スパムが侵入してしまったのです。

沖縄は、世界中からスパムの類似製品を輸入し始め、オランダの会社からはポークランチョンミートという製品も輸入しています。

〈メイヨークリニックの医師も驚く〉

スパムを製造している会社の本社があるミネソタ州に、メイヨークリニックという有名な病院があります。

私は、1990年代後半、その病院から指導医として沖縄に招聘（しょうへい）された医師を料理屋に連れて行って、ゴーヤチャンプルーを振る舞（ふま）ったことがあります。そのとき、ゴーヤチャンプルーの中にスパムを発見したその医師は、たいそう驚いていました。スパム製造会社の本社があるミネソタ州でさえ、スパムはジャンクだからです。

最近は、東京でも沖縄料理が1つのジャンルとして定着しています。ヨーロッパ料理におけるフランス料理やイタリア料理のように、沖縄料理は日本の郷土（きょうど）料理の中でも最上位にランクされています。実際、沖縄料理店の価格も、他の郷土料理のお店のそれと比較して高めになっています。

そのような高級沖縄料理店で出されるゴーヤチャンプルーには、スパムは入っていません。スローフードの考え方で調理された豚肉が入っているのです。しかし、悲しいかな、地元沖縄のほとんどの店で出されるゴーヤチャンプルーは、スローフードの豚肉がスパムに置き換わっています。

〈脱ジャンクの勧め〉

最新の研究は、肉類は加工食品でなく、スローフードで調理したものを摂るべきと勧めています。ジャンク肉の加工食品は、ときに人に危険をもたらします。

１９９０年代、イギリスのハンバーガーを食べた人が狂牛病を発症しました。ハンバーグは牛肉のジャンクですので、牛肉の脳や脊髄や末梢神経を含んだジャンクを食べた人たちが狂牛病になってしまったのです。

私は、豚肉のジャンクであるスパムを食べすぎると病気になると考えています。

脳の病気には、まだ原因不明のものも多く、それらの病気の中にスパム関連の病気が含まれていると思います。

沖縄の皆さんにお願いしたいのは、スパムとの決別です。元来、軍事用食料だったスパムではなく、伝統的な沖縄料理の食材を使った調理に原点回帰することです。

ほぼ毎日、スパムおにぎりを食べていた研修医時代の私は、このようなことを知りませんでした。身近な料理でも、その歴史を検証することが重要だと感じました。

■赤身の肉・加工肉と健康

〈死に至る食肉〉

「法律はソーセージに似ている。製造過程は見ない方がよい」（Laws are like sausages, it is better not to see them being made.）

これは「鉄血宰相」と言われたドイツのビスマルクの言葉です。

見た目がきれいでおいしそうなソーセージは、ジャンク（クズ）のような肉や内臓を粉々にして、様々な化学物質を注入し、細長い棒の形のものに詰め込まれて完成します。立派な文章で書かれた法律も、利害関係の調整や取引などを経て完成されます。その過程には、ドロドロとした密室のやりとりがあるのです。

ソーセージの製造過程を見たビスマルクは、まずそうなジャンク肉が、おいしそうな形と色に変化してゆくことに驚いたのでしょう。ソーセージに害がなければ、ビスマルクの言うように、製造過程を見たり、問題にしたりする必要はないでしょう。

　しかし、ソーセージは身体に悪いのです。ソーセージやハム、ベーコン、スパムなどの加工肉、牛肉や豚肉の赤身の肉を多く食べる人は早死にするという研究結果が明らかにされつつあります。早期死亡の原因は、がん、糖尿病、心臓や血管、肝臓の病気などでした。

　加工肉が身体によくない主な理由として、亜硝酸などの添加物の影響が挙げられています。赤身の肉の影響は、筋肉の赤い色素（ミオグロビン）に含まれているヘム鉄によるものと考えられています。

　一方で、亜硝酸添加物が含まれていない魚を多く食べる人は、長生きする傾向が認められました。

　しかも、赤身の肉や加工肉の有害物質は、それだけではありません。赤身の肉や加工肉を食べると、体内で発がん物質であるニトロソアミンがつくられます。また、これらの肉に含まれるカルニチンは、腸内細菌によって分解され、大腸がんを起こす物質となります。

〈食肉は食肉祭で〉

人間の進化の過程における食生活を振り返ってみましょう。

まず、人間に近いゴリラは、純粋（じゅんすい）なベジタリアンです。チンパンジーは肉を食べますが、ごくたまにです。アウストラロピテクスはほぼベジタリアンでした。

人間が肉を食べるようになったのは、約1万年前からです。クロマニヨン人はトナカイの肉を食べていましたが、少量で稀（まれ）なメニューでした。

古代ギリシャでは、食肉は食肉祭のときの特別なものでした。

農業革命後から19世紀まで、ヨーロッパでも食肉は平均して週1回以下で、肉の重量でみると、年間1人当たり5～10キロ程度でした。

現在の欧米人は、年間1人当たり１００～１５０キロの肉を食べています。

つまり、現代人は、昔の人と比べて10倍以上の肉を食べているのです。毎日取り込まれる総エネルギー量の15～20％が食肉由来（ゆらい）となりました。

〈畜産業の拡大がもたらしたもの〉

こうした食肉の増加により、地球上の畜産業は爆発的に拡大しました。地球上の動物バイオマス（生物量）の5分の1は家畜です。この惑星を支配しているのは人間かもしれませんが、バイオマスでみると、家畜は人間の4倍です。

食肉の問題は、短命を招くことだけではありません。早期の性成熟、すなわち女性の初経（月経開始）年齢低下の原因とも言われています。脂肪摂取が増えただけでなく、肉に様々なホルモン類似物質が含まれていることもその理由です。

畜産業は、感染症の脅威にも関与しています。

家畜の成長を促進するために、大量の抗菌薬（抗生物質）が餌のように与えられています。人間に対する抗菌薬の使用と合わせ、家畜への抗菌薬の使用によって、薬剤耐性細菌が蔓延するようになりました。

また、人獣共通感染症のリスクも増えています。もともと人畜共通感染症と呼ばれていましたが、多数の豚がいる畜産場では、豚の体内でインフルエンザウイルスが遺伝子を交換し、病原性の高いウイルスが登場する環境となっています。

驚くべきことに、畜産動物に投与された生ワクチンウイルスが遺伝子交換によって病原性を獲得している可能性も指摘されています。

畜産業は、地球の健康にもよくありません。

1キロの肉をつくるためには、11万リットルの水が必要です。地球上に発生するメタンの約3分の1は、畜産動物が発生源です。メタンは、二酸化炭素（CO_2）の20〜25倍もの温室効果作用を持っていて、窒素酸化物やアンモニアを発生させ、酸性雨の原因にもなっています。

畜産業による地球温暖化効果は、人類の運送や交通に使用される化石燃料使用による効果よりも大きくなっているのです。

肉食の害は明らかです。現在のような大量の肉食は、人の健康にも地球にもよくありません。タバコ対策で世界が動いてきたように、赤身の肉・加工肉対策でも動くべきです。

ビスマルクは「ソーセージの製造過程は見ない方がよい」と言いましたが、今、過剰な鉄分や様々な有害物質が含まれている赤身の肉・加工肉の製造過程を「見える化」すべきときが来ていると思います。

■超加工食品が健康に悪い理由

〈超加工食品と生活習慣病〉


この30年間、地球全体で加工食品の供給量が増加しています。

この世界的傾向に比例して、あるカテゴリーの病気群が増えています。

生活習慣病です。生活習慣病とは、肥満、高血圧症、糖尿病、脂質異常症、脂肪肝、脳梗塞、心筋梗塞、一部のがんなどです。今、世界の研究者はこのトレンドに注目しています。偶然ではなく、そこに因果関係があるのではないか、ということです。

加工食品の中でも、とりわけ注目されているのが超加工食品です。

超加工食品とは、化学物資や防腐剤を添加するなどして、色や香り、保存期間を変化させたものです。加工肉、カップ麺、お菓子、チップス、清涼飲料水などがそれに当たり、代表的な商品として、スパム、カップラーメン、ポテトチップス、コーラなどがあります。

最近数年の栄養疫学研究の結果から、これらの超加工食品をよく食べている人は、生活習慣病にかかりやすいことがわかりました。

〈心臓血管病の10人に1人は、超加工食品が原因〉

生活習慣を考えるとき、もっとも大切なものの1つが食事です。

食事の内容が生活習慣病の原因となるのは当然だと言えます。そして、最近増えている食事内容が、最近増加している生活習慣病の原因となっていると考えるのは当然です。長年、人類が摂食してきた自然に存在する食べ物に比べて、化学物質が追加されるなどの加工が行われた食べ物は健康によくない、ということがわかってきたのです。

超加工食品は命を縮める。最近ヨーロッパで発表された研究結果は、このエビデンスとなるものです。脳梗塞や心筋梗塞などの心臓血管病のリスクを高め、死亡率を高めることがわかりました。平均的なデータでは、心臓血管病のリスクは10％増えていました。これは、心臓血管病にかかった人のうち、10人に1人は超加工食品を食べたことが原因ということです。

この研究では、超加工食品をさらにたくさん食べた人たちは、もっとリスクが高くなっていました。因果関係を強く示すデータです。

また、超加工食品の中身を栄養素で分けて、それぞれの栄養素と肥満などの関係を調べた2次的な解析では、直接的な関連は認められませんでした。このことは、「超加工」そのものに原因があることを示すものです。

〈超加工食品が病気を起こすメカニズム〉

超加工食品を食べることで病気になりやすくなることがわかりました。

私は、食品はなるべく加工されていないもの、あるいは加工の程度が少ないものをお勧めします。

では、超加工食品が病気を起こすメカニズムは何でしょうか？

もちろん、食塩や砂糖は有害です。しかし、それらだけでは説明できないリスク増大が確認されたのです。

現段階の研究で注目されているのは、腸内細菌（微生物）叢（第5章参照）です。加工された食品を食べると、大腸の細菌群のバランスが乱れてしまい、肥満や動脈硬化、がんに関係する細菌が増えるのです。

腸内細菌に粘膜面で接しているという構造的な理由から、がんの中でも大腸がんは特にその影響を受けやすいことは容易に理解できます。

近年、日本を含む先進国で、若い世代の人々に大腸がんが増えていることが問題となっています。隠れた理由の1つとして小児期における抗菌薬の曝露が疑われていますが、それに加えて、超加工食品を食べる頻度と量が増えていることも、もう1つの理由の可能性に挙げられています。

■なぜアフリカ人には大腸がんが少ないのか？

〈糖質完全制限は大丈夫？〉

今、世界中で低糖質ダイエットがブームとなっています。

アトキンスダイエットやケトン体ダイエットなどが有名ですね。糖質を減らすことによって体重を減らす。確かに体重減少の効果はあります。しかし、果たして糖質をできるだけ制限する、あるいは完全に制限することは健康によいのでしょうか？

結論から言うと、悪い糖質は制限して、よい糖質は摂るべきです。

たとえば、牛肉をたくさん食べるダイエットがあります。糖質制限ダイエットの1つです。このダイエットの人気が広がり、ステーキハウスの売り上げも伸びました。

しかし、牛肉などの赤身の肉の過剰摂取は、がんや動脈硬化のリスクを高めます。

赤身の肉とは哺乳類の肉のことで、鶏や魚の肉は含まれません。赤身の肉を食べることは、大腸がんや膵臓がん、胆嚢がんのリスクとなることがわかっています。

赤身の肉と魚肉の大きな違いは、脂肪の種類です。

赤身の肉の脂肪に含まれているのは飽和脂肪酸、魚の脂肪に含まれているのは不飽和脂肪酸です。不飽和脂肪酸は健康によく、飽和脂肪酸はあまりよくないと言われるように、糖質にもよい糖質と悪い糖質があるのです。

〈よい糖質とは？〉

よい糖質とは、食物繊維を多く含む糖質です。最近の研究結果から、食物繊維を積極的に摂ると、様々な種類のがんや動脈硬化の予防になることがわかりました。血圧や悪玉コレステロールも下げます。体重も減りますので、糖尿病や減量したい人にもお勧めです。

日本や欧米諸国では、大腸がんが著しく増加していますが、その原因の多くが、食物繊維の不足と考えられています。

対照的に、アフリカの田園地域では、大腸がんの患者がほとんど見られません。その理由は、赤身の肉をあまり食べないことに加えて、食物繊維をたくさん食べていることと考えられています。

アメリカ人女性は1日平均18グラム、男性は1日平均15グラムしか食物繊維を摂っていません。田園地域のアフリカ人は1日平均50グラムも食物繊維を摂っています。

アフリカ人は、アメリカ人の約3倍の食物繊維を摂っているということです。

〈食物繊維(せんい)の摂取(せっしゅ)で大腸に起きた変化とは？〉

アメリカに住んでいる黒人と、アフリカの田園地域に住んでいる黒人の食事を2週間だけ交換して、大腸の変化を見る研究がイギリスの科学誌『ネイチャー』（*Nature*）の姉妹誌に出ています。

人種的には同じ黒人ですが、大腸がんの発症率(はっしょうりつ)が数十倍違うグループです。両者の食事内容を比較(ひかく)してみると、ジャンクフードを代表とするアメリカの食事は、赤身の肉が多く食物繊維が少ない。一方、アフリカの食事は、赤身の肉が少なく食物繊維が多く含(ふく)まれています。

たった2週間の交換ダイエットでしたが、大腸粘膜に劇的な変化がみられました。アメリカの食事の影響で、アフリカの黒人の大腸粘膜に炎症が起こり、大腸粘膜細胞の増殖も起こっていたのです。大腸がんの前駆状態を意味する腸内細菌の変化と化学物質の増加もみられました。

この結果は、赤身の肉を多く食べて、同時に食物繊維が不足すると、大腸がんのリスクとなることの証明となりました。

■先進国の若い人に大腸がんが増えている

〈世界で3番目に多いがん〉

大腸がんは、世界で3番目に多いがんです。2018年には約180万人が発症し、約88万人が死亡しています。大腸がんの発生頻度を国別に見ると、国民の平均所得によって異なることがわかります。

すなわち、高所得の国では、その発生がほぼ一定か、徐々に減る傾向を示しています。ヨーロッパのいくつかの国々、オーストラリアやニュージーランドなどです。

日本では、1990年代から年齢調整罹患率はほぼ横ばい状態です。年齢層によっては増加傾向もみられています。特に40代です。

高所得国で大腸がんが減っている年齢層は、50代以上です。

その理由は、大腸がんの危険因子の変化から説明されています。大腸がんの危険因子は、肥満、加工肉の摂取、運動不足、食物繊維の摂取不足、そして喫煙です。高所得国の50歳以上の人々のタバコや飲酒量が減っていることが大きいと考えられています。

高所得国で大腸がんが減っている理由が、もう1つあります。

それは、大腸がん検診の効果です。大腸内視鏡で大腸がんの「前がん状態」であるポリープを切除することによって、がんの発生が減っているのです。大腸がん検診にはエビデンスがあるのです。

〈大腸がんの逆襲〉

一方、中所得、低所得の国々では、大腸がんは急激に増えてきています。

その理由は、肥満、加工肉食、飲酒、喫煙の増加、食物繊維の不足、運動不足と考えられています。

しかし、最近10年間に限ってみると、大腸がんの発生トレンドに異常事態が見られます。それは、高所得国で、40代以下の若年層に大腸がんが増えていることです。たとえば、アメリカでは、1950年代に生まれた人々に比べて、1990年代に生まれた人々の大腸がんの発生率は約4倍になっています。

若年層での増加傾向は、カナダ、デンマーク、アイルランド、ニュージーランド、ノルウェー、イギリスなどでも認められています。オーストラリアでは、20代の人々における大腸がん発生率が、毎年約10%も増えています。

〈若い人に大腸がんが増えている隠れた理由とは？〉

教科書的な大腸がんの危険因子から推定すると、高所得国の若年層で大腸がんが増えている主な理由は、肥満、加工肉食、飲酒、喫煙の増加、食物繊維の不足と運動不足が考えられます。特に、子どもの頃から加工肉をたくさん食べる習慣が身についてしまうことは問題です。

たとえ短期間でも、高脂肪で低食物繊維の食事を続けると、大腸粘膜に炎症と細胞の増殖をもたらすことがわかっています。大腸がんの前駆徴候であるこの病理現象は、先のアフリカ人の事例のように、わずか2週間の高脂肪・低繊維食でも起こるのです。
しかし、大腸がんの研究者たちは、もう1つの重大な要因があると考えるようになりました。というのは、高脂肪・低繊維食は、もともと多くの高所得国で当たり前の食習慣だったからです。若年層にこれだけ大腸がんが増えることを、食事だけで説明するのは困難なのです。

では、隠れた要因とは何か。

それは、抗生物質の服用です。それも小児期での服用です。もともと大腸には多くの腸内細菌がすみ着いていますが、抗生物質は、病原菌を殺すだけでなく、善玉菌も叩いてしまいます。そのことによる腸内細菌の変化が、大腸がんを起こす引き金となることが見えてきたのです。

今後の研究によって、この因果関係を評価することが必要です。

しかし、今、私たちにできること、すべきことがあります。

それは、不必要な抗生物質の服用を減らすこと。薬剤耐性菌の蔓延を減らし、将来の大腸がん発生を減らすことにつながる可能性があるからです。

■コラム：食物繊維で健康寿命を伸ばす
【大腸がんの死亡率を下げるダイエットとは?】

最近、驚くべき研究結果が発表されました。大腸がんを発症し、手術や化学療法などの治療を受けている人における食物繊維の影響を調べた研究です。

結果は、食物繊維を多く摂る人は、死亡率が著しく低下していました。すなわち、食物繊維には生存効果があるのです。

もともと、食物繊維には、大腸粘膜の炎症を減らし、粘膜上皮細胞の増殖を抑える効果が確認されていました。また、食物繊維は、全身によい効果をもたらすこともわかっています。

食物繊維を多く摂ると、インスリン感受性がよくなります。さらに、悪玉コレステロールを下げ、血管内皮細胞の機能をよくして、炎症を減らします。

大腸がんの患者さんにお勧めしたい食事は、赤身の肉を制限し、食物繊維を積極的に摂るダイエットです。逆に、インスリン感受性を低下させる白米のご飯や白いパンなどの精製糖質は、制限した方がよいです。

［全がん対策としての食物繊維］

食物繊維は、大腸のみならず、全身によい効果をもたらします。

最近の研究結果から、食物繊維を多く摂ると、口腔がんや咽頭がん、食道がんの発症リスクも下がることが判明しました。このすばらしい効果は、タバコを吸う人やお酒を飲む人でも認められましたが、タバコを吸わない人やお酒を飲まない人でも同様に認められました。

食物繊維が病気を予防するメカニズムについて、最近、注目されているのが酪酸です。

食物繊維が分解されると、酪酸がつくられます。酪酸は、がん細胞のアポトーシス（自然死）を促すのです。

それだけではありません。食物繊維を多く摂ると、インスリン感受性がよくなるので、体重が減り、糖尿病もよくなるのです。まさに一石二鳥、いや、一石数鳥ですね。

最近、有名人ががんになったという報道をよく聞きますが、そのような方々にもぜひ食物繊維をお勧めしたいと思います。

【食物繊維の食べ方】

食物繊維が重要と聞くと、サプリメントやドリンク剤などに手を伸ばしたくなる人もいらっしゃると思いますが、サプリメントでの効果はまだ十分に明らかにされていません。

食物繊維とともに含まれている栄養成分の効果も重要と考えられているので、なるべく自然な食物として摂ることをお勧めします。

ただし、まったく食物繊維を摂らないよりは、たとえ人工的なものでも摂った方がよいと思いますので、その辺はバランス感覚でお考えいただきたいと思います。しかし、砂糖入りのドリンクは、食物繊維が入っていても効果が打ち消されますので、お勧めできません。

では、どのくらいの食物繊維を摂ればよいのでしょうか。この分野の専門家は、1日最低40グラムを推奨しています。

食物繊維の多い自然の食材は、まずは野菜です。キャベツ、ごぼう、れんこん、オクラ、えのき茸、しめじ、しいたけ、大根などです。次に、大豆やインゲン豆などの豆類

大腸がんのリスクを減らす習慣

- **食物繊維をたくさん食べる**
- **加工肉と赤身の肉を避ける**
- **不必要な抗生物質を飲まない**
- **太らない**
- **規則的に運動する**
- **大腸がん検診（便潜血（べんせんけつ）検査＊）を毎年受ける**

＊便潜血検査で陽性であれば大腸内視鏡（ないしきょう）検査を受けること

表 2

です。そして、ひじきや昆布などの海藻類です。

野菜、豆、海藻をふんだんに使ったメニューは、食べ慣れてくるとてもおいしいものです。慣れてきて「おいしい」と感じるようになったら、このような健康的な食生活を周りの人たちにもぜひ広めてください。

大腸がんのリスクを減らす習慣を表2にまとめました。

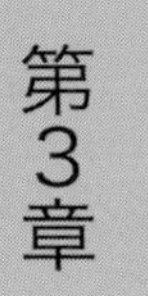

第3章

これだけは知っておきたいダイエットの基礎知識

――適度なカロリー制限とプチ断食(だんじき)の効用とは

■ダイエットは料理のサイズが大事

〈欧米のレストランでの衝撃〉

日本人がアメリカやイギリスのレストランに行くとびっくりするのが、出てくる食事の量の多さです。

ビッグマックやワッパーなどのファーストフードメニューは日本と同じサイズですが、一般のメニューのサイズがとにかく大きいことに驚きます。

これも、肥満の増加の原因の1つでしょう。

最近の研究で、食事内容や食器のサイズと肥満のリスクに強い相関があることがわかりました。ビッグサイズのメニューはもちろん、大きく深い皿、マグカップ、そして大きなスプーンやナイフを使っていると、太るリスクが高くなります。

また、ラージ（大）サイズメニューを除くだけで、1人あたりの摂取カロリーを減らすことができる（アメリカで約20％、イギリスで約15％）ということも明らかになっています。

〈料理のサイズを小さくするための方策〉

こうしたことから、料理のサイズと肥満の関係を調べている研究者は、次のような提案をしています。

まず、サイドメニューのフライドポテトやデザートで出てくるお菓子やケーキのサイズを小さくすること。

次に、「ビッグサイズ」を選択メニューリストから外すこと。

コーラなどのソフトドリンクのおかわり自由はやめる。

また、レストランの広告には、ビッグサイズのメニューは出さないこと。食器は小さなものを使用する。食器類は、デフォルトのサイズを小さめのものとすることです。

〈小サイズ普及のための工夫〉

これらの方策について、まず学校や病院で導入することが勧められています。

そして、一般のレストランも、これらの方策を導入するように何らかのインセンティブを与えることが必要です。もちろん、これらの施策を広く行っていくためには、一般の人々の理解がなければなりません。

また、一般の家庭でも、健康的な食生活についての教育が重要です。

テレビを見ながら食事をすると、摂取量が増えます。

バイキング方式で山盛りのメニューをテーブル中央に置いて、「好きなだけ食べてよい」とすると、競争心が刺激されてどんどん食べてしまいます。

脂肪や糖分が多いと、当然、全体のカロリーは増えます。

食事の時間は、楽しい団らんの会にしましょう。

テレビは消して、バイキング方式をやめ、食事サイズは小さめにするのです。

もちろん、偏食ダイエットはいけません。タンパク質、脂肪、炭水化物の適切なバランスを考えながら、野菜・果物・魚類を上手に取り入れ、ナッツ類やオリーブオイルも活用しましょう。

〈ダイエットをする日本人への提言〉

日本食は、食事メニューのサイズが欧米より小さく、食器類も模範的な大きさです。

弱点は、唯一おかわりができることの多いご飯の量が増えやすいこと、そして、そのご飯を食べるために、塩分の多い漬物を多く摂ってしまうことです。

健康的な食生活をめざす日本人へのアドバイスは、まずご飯のおかわりは原則なしとすること。すなわち、ご飯の量を減らすことです。

そして、漬物や醤油、食卓塩などを最小限にして、塩分の摂取を減らすことをお勧めします。

洋食レストランを利用する際は、メニューにカロリーと塩分を表示しているお店を選ぶとよいと思います。その点、最近人気のあるファミレスはすばらしいですね。メニューにカロリー表示があり、カレーやかつ丼などがいかに高カロリーかが一目瞭然で、勉強にもなります。

効果的なダイエットをするためには、概算でもよいので、1日の摂取カロリーを計算しながら、外食では適切なメニューを選択し、自宅での調理では工夫を凝らしてゆくことです。

■カロリー制限と断食の臨床効果

〈カロリー制限による寿命延長〉

適度なカロリー制限は、生物の寿命を延ばします。

およそ20〜30%のカロリー制限を行うことにより、様々な生物で寿命が延びることが科学的に証明されています。これは、まずマウスで証明されましたが、その後、酵母菌や小魚、猿などでも証明されています。

では、人間はどうでしょうか。人間がカロリー制限をして寿命が延びたという科学的エビデンスはまだ得られていません。しかし、これまで行われた疫学的研究によると、おそらくそれは正しいと考えられています。

100歳以上の長寿者の調査や、自発的にカロリー制限をした人々を対象とした研究などで、長寿効果が示唆されています。また、寿命が延びただけでなく、健康寿命も延びていました。

〈ヒトにおけるカロリー制限の効果〉

しかし、問題は、毎日継続的に摂取カロリーを制限することが果たして可能かどうかということです。

10年ほど前にスタートしたある研究では、25％のカロリー制限を実施しました。摂取カロリーや食事行動に関する集中的な教育プログラムが行われましたが、実際に参加した人々は平均で12％のカロリー制限を実現させました。

この研究で、カロリー制限を行った人々の平均体温や基礎代謝率は、カロリー制限を行わなかったグループの人々と比べて、特に変化はありませんでした。

しかし、体重は落ちて、血圧も下がっていました。血液検査では、インスリン感受性が改善していました。インスリン感受性が悪くなると糖尿病になりますので、インスリン感受性がよくなるというのは、糖尿病になりにくくなるということです。

さらに、カロリー制限を行ったグループの人々は、悪玉コレステロールも下がっていました。

人間でも、ついにカロリー制限が長期間持続可能であり、しかも臨床的に効果があることが科学的に証明されたのです。特に大きな問題となる副作用もありませんでした。

〈断食の効果〉

長期間のカロリー制限よりも実用性があるのは、短期間の断食です。

動物実験などによって、12時間以上断食すると、寿命を延長させることが認められています。断食もまた、カロリー制限と同じように寿命を延ばす効果があるのです。

このため、人を対象とした断食の研究も行われるようになりました。

1日おきの断食、週1回の断食、あるいは1カ月に数日間の断食などのプログラムが研究対象となっています。

マウスに対しては、1カ月に2回、それぞれ4日間断食する研究が行われました。

断食したマウスは、他のマウスと比べて10％長生きすることができました。長生きしただけでなく、認知機能もよくなっていました。

断食は、脳細胞にもよい効果があったのです。

〈断食による臓器再生〉

マウスを解剖してみると、断食をしていた直後は、内臓のサイズが少し小さくなっていました。しかし、通常の食事に戻した後は、骨髄から出た幹細胞が、血流によって内臓に到達し、そこで各臓器の再生が行われていたのです。断食による臓器再生効果の証拠です。

アメリカの国立エイジング研究所がサポートした研究では、肥満の若い女性に対して断食介入が行われました。これは、1週間のうち連続した2日間のみ75％のカロリー制限（カロリー摂取は通常の4分の1）をするもので、「5対2ダイエット」と呼ばれています。1週間のうち、5日間は普通に食べて、2日間は断食を行うという意味です。

結果は、肥満の人々は、減量に成功したばかりでなく、血糖のコントロールが改善し、悪玉コレステロールや血圧も下がりました。

もう少し穏やかなダイエット法も考案されています。

それは、1カ月のうち連続した5日間のみ、60％のカロリー制限をまず3カ月行う、というものです。60％のカロリー制限ですから、完全な断食ではなく、「断食もどきダイエット」（fasting-mimicking diet）と呼ばれています。

■カロリー制限による内臓再生

〈断食もどきダイエットの効果〉

「断食もどきダイエット」を3カ月間行うと、ほとんどの人は、体重が約3～4キロ減りました。血圧が低下し、内臓脂肪の量は減り、腹囲も減りました。

アメリカで市販されている「断食もどきダイエット」の5日間コースは、次のようになっています。

1日目は1100キロカロリー、2日目から5日目までは、750キロカロリーで、ダイエットの内容は、植物性の食品をベースに構成されています。

これらの効果は、生活習慣病のデータが悪い人において、より強い改善が認められました。

すなわち、体重が重く、血糖値が高く、悪玉コレステロールが高く、中性脂肪が高い人たちに、より大きな効果が見られたということです。糖尿病予備群の人たちは、血糖値が正常化しました。

また、ある種の自己免疫疾患は、カロリーの過剰摂取と関係があることが示唆されています。そのような患者さんに対して、断食やカロリー制限を行う試みも計画されています。

〈断食による内臓の再生効果〉

多くの研究者たちは、こうした効果は体重の減少によるものだと考えています。

しかし、一部の研究者は、一定期間の断食によって内臓の組織が再生することの効果もあると考えています。動物実験では、老化でダメージを受けた組織が、断食やカロリー制限で再生されることが確認されています。

糖尿病のマウスモデルでは、断食を導入した結果、膵臓のβ細胞というインスリンを分泌する細胞の機能が回復していました。断食後のマウスの膵臓を詳しく調べてみると、膵臓の前駆細胞の数が増えていたのです。

この「断食後の幹細胞の増加」現象は、糖尿病の新たな治療方法として、最近、注目されています。

従来は、一度廃絶(はいぜつ)した膵臓のβ細胞機能が回復することはないと考えられていましたが、断食がそれを可能にするかもしれません。

〈カロリー制限療法(りょうほう)の今後の課題〉

この治療(ちりょう)法を実現するためには、きちんとした臨床(りんしょう)試験を行う必要があります。まずは、このダイエットをやってはいけないグループを特定することです。そして、どのようなグループの人でよい効果を認めるかを特定することです。やせている人や標準体重以下の人たちでは、有害になる可能性があります。おそらく肥満(ひまん)度の大きい人によりよい効果が認められるでしょう。

すでに糖尿(とうにょう)病で治療を受けている人たちがこれを導入する際には、低血糖(ていけっとう)のリスクに注意しなければなりません。断食期間中は、薬を減量するかまたは休止するなどの処置を行うために、担当医の承認と指示を受ける必要があります。

1型糖尿病の場合は、インスリンを完全に止めることはできませんので、インスリンの量の減量をどの程度行うかが重要です。

一定期間の断食や長期のカロリー制限などを行う場合、課題となるのは、アドヒアランス（患者さんが積極的に治療方針の決定に参加し、その決定に従って治療を受けること）の問題です。カロリー制限を継続させるためには、患者さん自身の行動変容のための意識改革が求められるのです。

■プチ断食の勧め

〈超低カロリー療法は正しい治療法だった〉

１９９０年当時、研修医だった私は、糖尿病の患者さんの入院診療を担当していました。

その頃、私が行った治療は、超低カロリー療法でした。１日７５０〜５００キロカロリーまで制限する治療法です。これを行うと、糖尿病の薬を飲まなくても、血糖値が正常化しました。もちろん、体重も減りましたが、患者さんからは「体調がよくなった」という感想を聞いていました。

そのとき、指導医に注意されていたことがありました。

それは「ケトン体出現に注意しろ」です。超低カロリー療法をすると、肝臓に蓄えられているグリコーゲンが枯渇し、体脂肪が分解されて、脂肪酸からケトン体がつくられます。

30年前は、「ケトン体ができると身体に毒だ」という神話があったからでした。

超低カロリー療法中の患者さんには、尿検査でケトン体を測定し、それが検出されたらカロリーを直ちに増やす、ということをやっていました。

しかし、最近の研究によると、ケトン体ができるほどの低カロリー食をときどき行うような間欠的断食（ここではプチ断食と呼びます）は健康によいことがわかってきたのです。

動物実験でも、カロリー制限で生存が伸びることが証明されています。

人間では、臨床試験を行うことは倫理的にも実際的にも困難なので、証明されてはいませんが、様々な動物でのエビデンスの蓄積から、人間でも同じと考えられています。

〈プチは少しという意味〉

プチ断食は、1週間に1～3度、あるいは1日おきに行う断食です。

1日のうち、朝食または夕食を抜くなど、15～18時間の断食でもよいのです。

先述のアメリカで市販されている「断食もどきダイエット」の食事内容は、植物性の食品をベースに構成され、高額な商品となっています。しかし、プチ断食は患者さん自身でできるので、無料です。

プチ断食を3カ月間行うと、体脂肪、特に内臓脂肪、そして腹囲が確実に減ります。

高血圧の人は、血圧は低下して正常値に近づきます。

肥満、糖尿病、高血圧などの生活習慣病の人ほど、より大きな改善が見られます。体重が重く、血糖が高く、悪玉コレステロールが高く、中性脂肪が高い人たちに、より大きな改善効果が得られるのです。糖尿病では、膵臓のβ細胞の機能が回復し、血糖が自然低下してゆきます。

ある種のがんは、カロリーの摂りすぎが1つの原因です。前立腺、乳腺、大腸、膵臓、胆嚢などのがんです。これらのがんの治療を行いながら、プチ断食を併用する臨床試験もスタートしています。

断食をすると、認知と運動の機能もよくなります。

最近、アルツハイマー型認知症は、脳内糖尿病（3型糖尿病）とも呼ばれるようになりました。脳細胞がブドウ糖に過剰にさらされることで、病状が進行することがわかっています。

一方、脳細胞はケトン体を利用することもでき、それを利用することで記憶力がよくなるのです。

〈断食しても脳や筋肉は大丈夫〉

プチ断食は、糖尿病や高血圧、脂質異常などの生活習慣病を治癒する可能性を秘めています。薬ではほとんどできなかったことです。

この効果は、体重減少によるものだけではありません。

断食によって内臓の組織が再生するのです。動物実験では、老化でダメージを受けた組織が、断食やカロリー制限で再生されることが確認されています。

断食で膵臓の細胞が再生する。

これは、欧米において、糖尿病の画期的な非薬物療法として注目されていますが、日本ではまだ浸透していません。糖尿病の薬は多数開発されていますが、食事や運動療法をせずに薬だけに頼っていると、歳とともに血糖値が上がってゆくので、薬の種類がどんどん増えてゆくことが多くなります。糖尿病になると、ポリファーマシー（必要以上に多くの薬が処方されること）が当たり前になってしまっています。

「断食をすると、仕事や勉学ができなくなるのでは？」という質問を受けることがあります。確かに、プチ断食をスタートした時期は、空腹感やイライラ感が出てきますが、最初の1カ月で慣れてきて、そのような感じは消えてゆきます。その後は、快適に断食を行うことができるのです。

105歳まで生きた医師・日野原重明先生は、朝食を食べずに、毎朝牛乳を1杯飲む程度の生活を続けていました。毎日行うプチ断食の効果を示したケースだったと言えます。

■過度（かど）な「やせ」は生命にリスク

〈「やせ」にも注意〉


過度の肥満（ひまん）もそうですが、過度の「やせ」も健康によくありません。

何事も「過ぎたるは猶及（なおおよ）ばざるが如（ごと）し」です。日本人の場合、2000年代になってから、とくに20代の若い女性のやせが目立ちます。

BMI（ボディー・マス・インデックス：体重を身長の2乗で割った指数［体重kg／（身長m）^{2}］）が18・5未満を「やせ」としています。

身長155センチであれば体重44キロ以下、身長160センチであれば体重47キロ以下が「やせ」とされます。

2010年以降、20代の日本人女性の平均BMIは上昇してきていますが、若い女性の「やせ」は、摂食障害やうつ傾向、骨密度の低下を起こしやすく、出産時に赤ちゃんが低出生体重児になる確率が高くなりますので、要注意です。

〈「やせ」が励行される職業〉

「やせ」がもっとも顕著な職業は、おそらくファッションモデルでしょう。WHO（世界保健機関）は、BMIが16未満の「極度のやせ」の人を「生命を脅かす飢餓状態」として、注意を喚起しています。

パリやロンドン、ミラノ、ニューヨークなどのファッションモデルは、一見華やかです。しかし、ショーの舞台裏では、「衣類のハンガー」と呼ばれるような極度にやせた女性が注目されるという状況もあると言われています。

ファッションモデルの多くは、10代から業界に入り、慢性的な飢餓状態にさらされている女性も多いようです。BMIが17を超えると、エージェントからモデルをやめさせられるということを、勇気を振り絞って暴露した世界的なモデルもいました。

〈神経性食欲不振症の予後は不良〉

神経性食欲不振症という病気があります。やせ願望が強く、慢性的な飢餓状態に慣れてゆくと、徐々に食事を摂らなくても平気な身体になってゆきます。

神経性食欲不振症が進行すると、死のリスクがあります。体液中のカリウム濃度が下がることによる不整脈で、心停止を起こす危険があるからです。

以前、ある有名な世界的ファッションモデルが、ショーの途中で気分不良を訴え、舞台裏へ移動した直後に死亡するという事件がありました。

また、かつてカーペンターズという世界的なアーティストグループのボーカリストだったカレン・カーペンターが、神経性食欲不振症で死亡するという衝撃的なニュースが世界に伝えられたこともありました。

その他、低体温、脳の萎縮、骨量の減少、妊娠時の合併症など、多くの健康被害のリスクが高まります。多くの場合、月経（生理）も止まります。好きな食事メニューも欲しくなくなるという究極の状況に至ると、予後不良になります。

神経性食欲不振症は、摂食障害というカテゴリーに分類されています。

このカテゴリーには、様々なタイプの摂食に関連する病気が含まれていますが、その多くはやせ願望が関係しています。たとえば、神経性過食症という病気は、大量の食物を一気に食べた後、喉に指を入れて嘔吐することで、食べたものを消化吸収しないようにするという行動パターンを示します。

〈BMI18未満のモデルは雇用してはならない〉

このような背景の中で、世界のファッション業界が驚く法律がフランスで制定されました。「BMI18未満のモデルを雇用してはならない」という法律です。デザイナーやエージェントなどの雇用者は、この法律に違反すると罰金や禁錮が課せられることになりました。

業界の「間違った」痩身願望文化を規制する法律が、ファッション大国フランスで制定されたのは画期的なことです。

成人前の10代の女性を救う声が世界中に広がっています。

最近、オランダのファッション雑誌が、極度にやせたモデルを表紙に掲載したことで、世界中から非難が集中しました。

アメリカでも、フランスと同様の法律を制定すべきとの声が医療界などから上がり、公衆衛生雑誌の編集者が、論説で連邦労働安全衛生局に対して同じような要求をしています。

日本でも、モデル業界でのやせ願望に対する規制や指導について考えるべきではないでしょうか。

■コラム：スパイシーな料理と健康

【スパイスとは】

「スパイシーなメニューをよく食べる人は長生き」

そんな研究結果が中国から発表されました。10％以上も長生きする可能性が高くなるとのことです。

ところで、中国でのスパイシー料理のほとんどは、唐辛子を加えたものだそうです。とすれば、唐辛子が健康によいということになりますね。

では、私たちも、毎日、唐辛子を食べた方がよいのでしょうか。

「スパイシー」は、「スパイス」の形容詞です。スパイスとは香辛料のことで、世界には様々な香辛料があります。胡椒、生姜、ナツメグなどもスパイスです。

人類は、古くから香辛料をうまく利用してきました。料理の臭みを除いて旨みを増すため、あるいは防腐・殺菌作用、そして味つけなどの目的でした。ただ、実際には、香辛料の防腐・殺菌作用は弱いようです。

沖縄の食堂では、「沖縄そば」は定番メニューです。テーブルに着くと気づくのが、七味唐辛子、コーレーグス（沖縄の島唐辛子を使った調味料）、そして紅ショウガです。沖縄の人たちは、これらの「スパイス」を沖縄そばにぶっかけて食べています。沖縄そばは、香辛料を上手に使ったメニューと言えます。

[スパイシーな料理は健康によい？]

では、スパイシーな料理はどれもヘルシーなのかと言うと、必ずしもそうとは断言できません。

アメリカ料理のレストランでも、スパイシーなメニューが多くあります。たとえば、バッファロー・ウイングという、チキンのから揚げに大量のスパイスを効かせたメニューがあります。しかし、これは健康食ではありません。

メキシコ料理の「チリ」などは、ヘルシーメニューに見えます。チリペッパー（唐辛子）と混ざる食材が豆類だからです。バッファロー・ウイングはもともと「鶏のから揚げ」ですから、いくら唐辛子を混ぜても、ヘルシーメニューとみなせないのです。

「スパイシーな料理とカプサイシン」

スパイスの健康への影響については、多くの研究が行われてきました。

以前から、「スパイスの摂取量が多い地域ではがんが少ない」と言われています。

スパイスに含まれているカプサイシンなどの生物活性物質は、脂肪を燃焼させる働きがあります。カプサイシンを摂ると、咽頭付近の重要生理的活性物質サブスタンスPが増加します。サブスタンスPは、嚥下機能を改善する効果があり、香辛料を用いて誤嚥性肺炎の予防に成功した研究もあります。

また、抗がん作用や消化吸収機能の改善作用も示唆されています。さらに、スパイスには腸内細菌へのよい効果もあるとされ、糖尿病や心血管疾患、がん、肝硬変などの病気のリスクを低下させると言われています。

このように、スパイスのよい効果は以前から指摘されていました。

そこに、冒頭でご紹介した中国の研究結果が出たのです。約2万人を平均7年間フォローしたもので、毎週6回以上スパイシーな料理を摂った人々の死亡率は、毎週1回未満摂取の人々と比較して、総死亡が14%低下していました。

死因別では、がんや虚血性心疾患(きょけつせいしんしっかん)、呼吸器疾患による死亡も低下していました。

この健康効果は、特に非飲酒者(ひいんしゅしゃ)でさらに大きいことがわかりました。

これらの研究結果を踏(ふ)まえると、香辛料を上手に取り入れた豊かな食生活がお勧(すす)めです。

しかし、やはり、もともとの食材こそが重要ですので、まずは野菜や魚料理に香辛料を使うことでしょう。たまには肉料理にも使ってよいと思います。

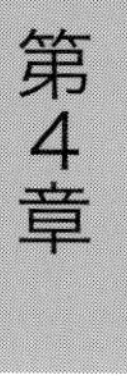

第4章

飲み物とサプリの注意点

——砂糖入り飲料は控える

■健康的な飲み物とは？

〈砂糖入り飲料に注意〉

「砂糖入り飲料を多く飲むと早死にする」

これは、10万人以上の人々を約30年間追跡したハーバード大学による研究結果です。

砂糖入り飲料とは、コーラ、炭酸フルーツジュース、砂糖入り缶コーヒー、砂糖入り缶紅茶、エナジードリンクなどです。また、砂糖の代わりによく用いられる人工甘味料の入った飲み物もあまりよくないことが判明しました。

これらの砂糖入り飲料を普段から飲んでいると、肥満、糖尿病、動脈硬化症になりやすくなります。心筋梗塞や脳梗塞で死亡するリスクが高まるのです。がんになるリスクも高まり、がんによる死亡率も上がります。

砂糖を水分に溶かした飲料を飲むと、急速に腸から吸収されるため、門脈を通して直接、肝細胞に取り込まれてしまいます。それが肝細胞にダメージを与え、脂肪肝になります。また、膵臓からのインスリン分泌を促し、全身の脂肪細胞を成長させます。

〈自動販売機からわかる病気の分布〉

日本列島は、至るところに飲み物の自動販売機が設置されています。

これは、日本人がいかに飲み物好きかを示す現象として、世界的に有名です。

私たちは、喉が渇くと自動販売機で飲み物を買い、すぐに飲みます。そのため、日本中にペットボトルが散乱し、プラスチックゴミによる海洋汚染などが深刻になっています。

ただ、自動販売機の飲み物の種類には、地域によって若干の違いがあります。

私の地元の沖縄では、自動販売機でコーラやソーダがよく売られています。第2次世界大戦の沖縄戦のあと、沖縄に駐留している米軍が地元の人々に広めたからです。

沖縄は常夏の島ですので、すぐに喉が渇きます。地元の人たちは、子どもの頃からコーラやソーダを毎日飲むようになりました。

子どもの頃の習慣は強力です。大人になっても、砂糖入りのコーラやソーダを飲む人が非常に多く、肥満や糖尿病が爆発的に増えています。まさにアメリカ本土と同じような光景が現れているのです。

〈私はさんぴん茶やウーロン茶〉

「砂糖入り飲料を多く飲むと早死にする」。そのことがわかった私たちは、どのような行動をとるべきでしょうか。

まずは、喉が渇いたら、水かお茶を飲むことです。水がお勧めですが、どうしてもさわやかな飲みごたえを味わいたい人は、冷たいお茶がよいでしょう。

私は、喉が渇くと、さんぴん茶やウーロン茶を飲むようにしています。さんぴん茶は、沖縄で伝統的によく飲まれているジャスミン茶です。

冷たいさんぴん茶は、沖縄の暖かく湿った気候にマッチしています。ゴクゴクと楽しく飲んでいます。チャンプルー料理などにも合います。夏に本土を移動していて喉が渇くと、さんぴん茶を探すのですが、ほとんど見つからず、とても残念です。

昔は、沖縄は世界一の長寿地域でした。昔といっても30年ほど前ですので、それほど遠い昔ではありません。私が分析した結果によると、沖縄では、戦前生まれの人たちが長生きしていました。砂糖入り飲料を飲む習慣がなかった世代です。今こそ、沖縄は伝統的習慣に戻るべきだと思います。まずは、さんぴん茶を飲んでからですね。

■砂糖入り清涼飲料水に気をつけましょう

〈カラダによい清涼飲料水とは〉

清涼飲料水とは、容器に入った飲み物です。ただし、乳製品とアルコール飲料を除きます。ミネラルウォーター、炭酸飲料、果実飲料、スポーツ飲料、野菜飲料、栄養ドリンク、コーヒー紅茶飲料、茶系飲料などがあります。

自動販売機が普及し、コンビニエンスストアが発達している日本では、清涼飲料水の消費が増加していて、1人当たり年間で約180リットルを消費しています。

消費が増えている理由は、手軽さ、おいしさ、製造元からのコマーシャルに加えて、地球温暖化による気温上昇の影響もあると思います。

清涼飲料水のうちもっとも人気があるのが炭酸飲料、続いてミネラルウォーターです。

私は、砂糖入り飲料や果実飲料は飲まないようにしています。その理由は、「身体によくない」からです。

無糖コーヒー、豆乳、茶系飲料などは健康によいのですが、砂糖入り、果糖入りの飲料は身体によくありません。

コーヒーは、ブラックならヘルシーですが、加糖になると不健康な飲み物になるのです。果物は、そのまま食べるのは健康によいのですが、果実飲料として飲むと果糖が急速に吸収されてしまいます。果糖を液状で飲むのは健康によくないのです。

〈砂糖入り飲料と病気のリスク〉

砂糖入り飲料（果実飲料も含む）は身体に悪いにもかかわらず、コマーシャリズムの影響で、世界中で消費が増えています。その結果、人々を不健康にしているのです。

全世界で20万人以上の人々が砂糖入り飲料の飲みすぎで死亡している、という試算もあります。

普段から砂糖入り飲料を飲んでいると、体重増加、肥満、糖尿病、虫歯、そして高血圧や心血管疾患のリスクが高まります。砂糖入りのコーラ、ソーダ、コーヒー、紅茶、スポーツドリンク、フルーツジュースなどの習慣的な飲用は避けてほしいと思います。

では、ダイエットコーラなどの人工甘味料入りの清涼飲料水はどうでしょうか。

最近の研究によると、人工甘味料の飲み物も健康によくないことが判明しています。体重増加、肥満、糖尿病、高血圧のリスクが高くなるばかりでなく、ある種の人工甘味料は腸内細菌叢を乱し、耐糖能（血糖値を正常に保つ能力）が悪化して、糖尿病になりやすくなることがわかっています。

〈砂糖入り飲料とがんのリスク〉

砂糖入り飲料が肥満や糖尿病の原因になることは、すぐに理解できると思います。たとえ数週間であっても、毎日ペットボトルで大量のコーラやソーダを飲んでいると、糖尿病を発症してしまいます。

糖尿病の症状に多尿多飲があります。このため、さらにコーラを大量に飲んでしまうという悪循環を起こすので、ペットボトル症候群とも呼ばれています。

最近発表された研究によると、砂糖入り飲料はがんのリスクも高めることがわかりました。その機序の1つは肥満を起こすためです。肥満に関連するがんになりやすくなります。2つ目の機序は、砂糖入り飲料は、インスリン分泌を強力に促すことです。慢性的にインスリン分泌量が多いと、ある種のがんにかかりやすくなります。これらには、乳がんや肝がんが含まれます。

砂糖入り飲料でがんになりやすい理由は、微量ではありますが、発がん物質が含まれているからです。着色料としてのカラメル香料、人工甘味料としてのアスパルテーム、フルーツジュースに含まれる農薬（殺虫剤）に発がん性が疑われています。

一方で、フレッシュな果物をよく食べていると、がんのリスクが減ります。これはエビデンスが多数あります。したがって、100％フルーツジュースは健康によいイメージがありますが、ジュースになると、逆にがんのリスクが出てくるのです。人工的に手を加えると、ヘルシーなものも不健康になってしまう。要注意ですね。

■エナジードリンクに注意

〈ビタミンB_1不足になるとどうなるか〉

医学生の時代、私は、同期の仲間と一緒によく勉強会をやっていました。学校の試験前や国家試験の前など、グループで学習するとお互い刺激になって効果があったようです。

メンバーの1人は、よくカフェイン入りのドリンクを薬局から購入して飲んでいました。その同級生は、確かに夜遅くまで勉強していましたが、試験の点数がよかったかどうかは私にはわかりませんでした。

最近は、エナジードリンクというカフェイン入りのドリンクがコンビニエンスストアなどでも買えるようになりました。いわゆる栄養ドリンクです。中身を調べてみると、カフェイン以外にビタミンB_1などが含まれています。

ビタミンB_1は、糖分などの代謝に必須の補酵素です。毎日、朝からお酒を飲んでまともな食事を摂らなかったり、カップラーメンや白いご飯ばかり食べていたりすると、確かにビタミンB_1が欠乏するリスクがあります。特殊なケースとしては、ひどい妊娠悪阻で食事がまったく摂れない場合も不足することがあります。

そういう人は、脚気という病気になり、手足の力が入りにくくなったり、心不全になったりすることがあります。

また、ものが二重に見える複視になったり、歩くときにフラフラする小脳失調になったり、ひどい場合には、意識障害や運動失調を起こすウェルニッケ脳症になることもあります。

さらに、認知症になり、勝手に嘘をついてしまう「作話」という症状を呈するコルサコフ症候群という病気になることがあります。

〈否定されたメガビタミン主義〉

しかし、肉類を含む通常の食事を摂っていれば、ビタミンB_1が不足することはほとんどありません。あえてビタミン剤として摂取する必要はないのです。

ビタミンB_1を十分に摂りたい人は、レバーを食べるとよいでしょう。

また、ビタミンB_1をドリンク剤で大量に摂ったとしても、過剰な分は尿中に排泄されます。ビタミンB群は水溶性ビタミンなので、水に溶けやすく、腎臓から排泄されやすいのです。これは尿が黄色くなるので、すぐにわかります。

実際、ビタミンB_1を大量に摂ったからといって、身体や脳の機能が急によくなったり、疲労が回復したりすることはありません。

以前、ビタミン剤を大量に摂ると病気にならずに健康も増進する（メガビタミン主義）という説がありましたが、それは、その後の数多くの臨床研究によって否定されています。ビタミンは、不足すれば問題ですが、過剰に摂っても効果はないのです。

〈カフェイン依存症〉

話をカフェインに戻しましょう。確かに、カフェインには覚醒作用があり、眠気を抑える働きがあります。その機序は、脳内のドーパミン作用を増強することと言われています。

適量のコーヒーやお茶を飲むと、脳の働きが冴え、勉強や仕事がはかどることがあります。私も大学院受験のとき、病院の仕事で呼ばれることがない時間帯の朝5時に起きてコーヒーを飲み、ジャズを聴きながら勉強をしていたことがあります。

また、適量のコーヒーやお茶を摂ると、長期的に健康を増進する作用があることがわかっています。

しかし、やはり「過ぎたるは猶及ばざるが如し」です。

コーヒーやお茶を飲みすぎて興奮状態となり、落ち着かなくなった経験を持つ人は少なくないと思います。私も、ついコーヒーを飲み過ぎた日の夜、眠れなくなったことがあり、午後からはコーヒーは飲まないようにしています。

また、カフェインには交感神経を刺激する作用があります。コーヒーを飲みすぎて、心臓がドキドキしたり、血圧が高くなったりした人もいらっしゃるのではないでしょうか。

コーヒー1杯に含まれているカフェインの量は、120ミリグラム程度です。一般にカフェイン1000ミリグラム以上を1度に摂取すると中毒症状が出ます。コーヒーを9杯飲むと中毒になるのです。

心臓の病気を持つ人がカフェインを少しでも摂りすぎると、不整脈を起こして心臓が止まることがあります。また、脳の病気を持つ人が少しでも摂りすぎると、痙攣を起こすことがあります。

では、エナジードリンクには、どの程度のカフェインが含まれているのでしょうか。たとえば、レッドブルという商品には80ミリグラム、モンスターエナジーという商品には142ミリグラムのカフェインが含まれています。

依存症が問題なのは、次第に効果が薄れてくるために、飲む量が増えてゆくことです。最初は1杯から始まるエナジードリンクも、エスカレートしてたくさん飲むようになった人が副作用を起こすのです。健康のことを第1に考えるならば、コーヒーやお茶として、300ミリグラム以内の適量を摂ることがお勧めです。

■飲酒による脳の萎縮

〈J型曲線のピットフォール（落とし穴）〉

「お酒は、脳を不健康にする」

そんな研究結果が最近、イギリスのオックスフォード大学から出ました。たとえ適量でも、長期間継続的に飲酒していた人は、まったく飲まない人やほとんど飲まない人に比べて、脳に異常が出てくることがわかったのです。記憶を司る海馬という脳の大切な部位が、その飲酒量に相関して萎縮していたのです。すなわち、お酒を飲めば飲むほど記憶力が低下するリスクが高くなるということです。

飲酒と健康に関する昔の疫学研究は、J型曲線を示していました。アルコールの消費量を横軸にし、疾病アウトカム（病気の発生率）を縦軸にしたグラフの結果です（図2）。疾病アウトカムとして心筋梗塞と脳梗塞の発生率をとると、まったく飲まない人に比べて、適量の飲酒者は、それらの病気になりにくいという結果を示していました。そのグラフの形がJ型だったのです。

しかし、これらの疫学研究にはピットフォール（落とし穴）がありました。

飲酒と疾病の旧J型曲線

疾病アウトカム（病気の発生率）

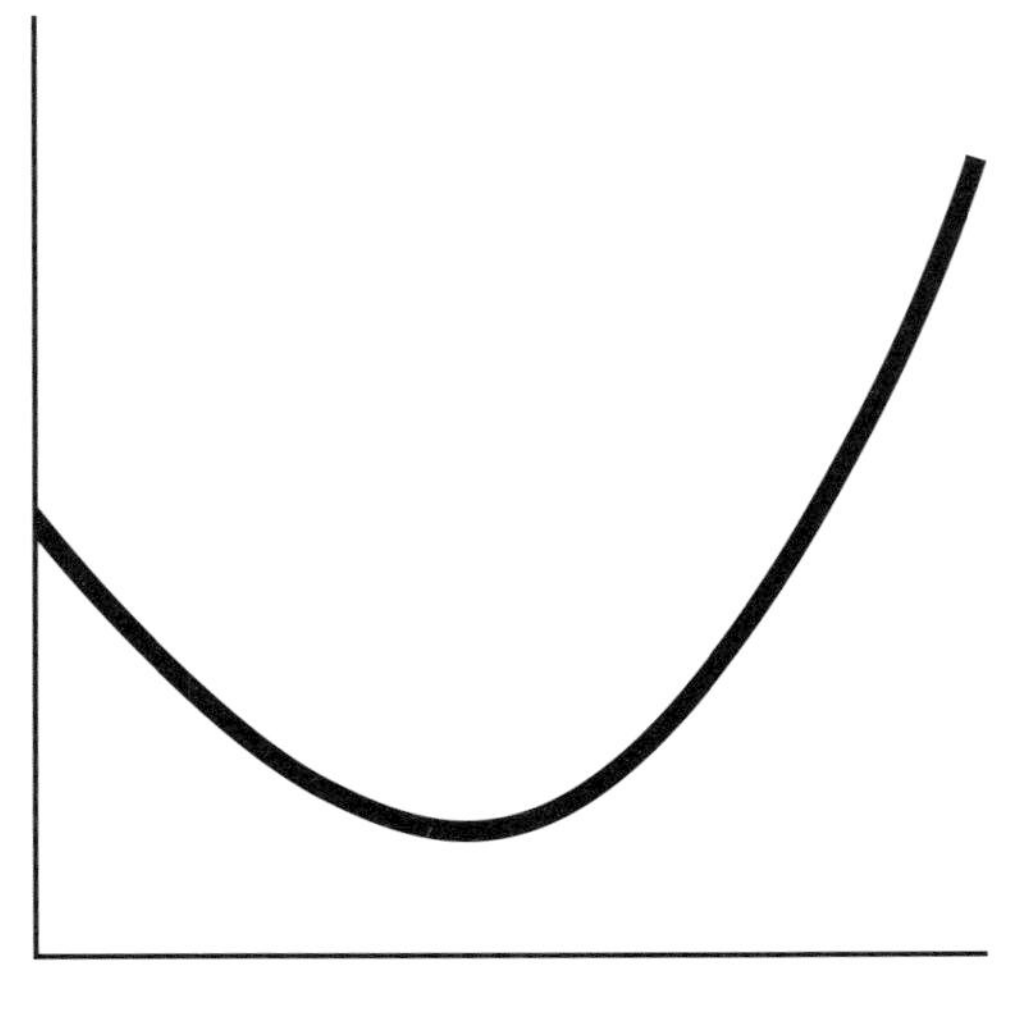

飲酒量

図2

飲酒と疾病の新しい直線

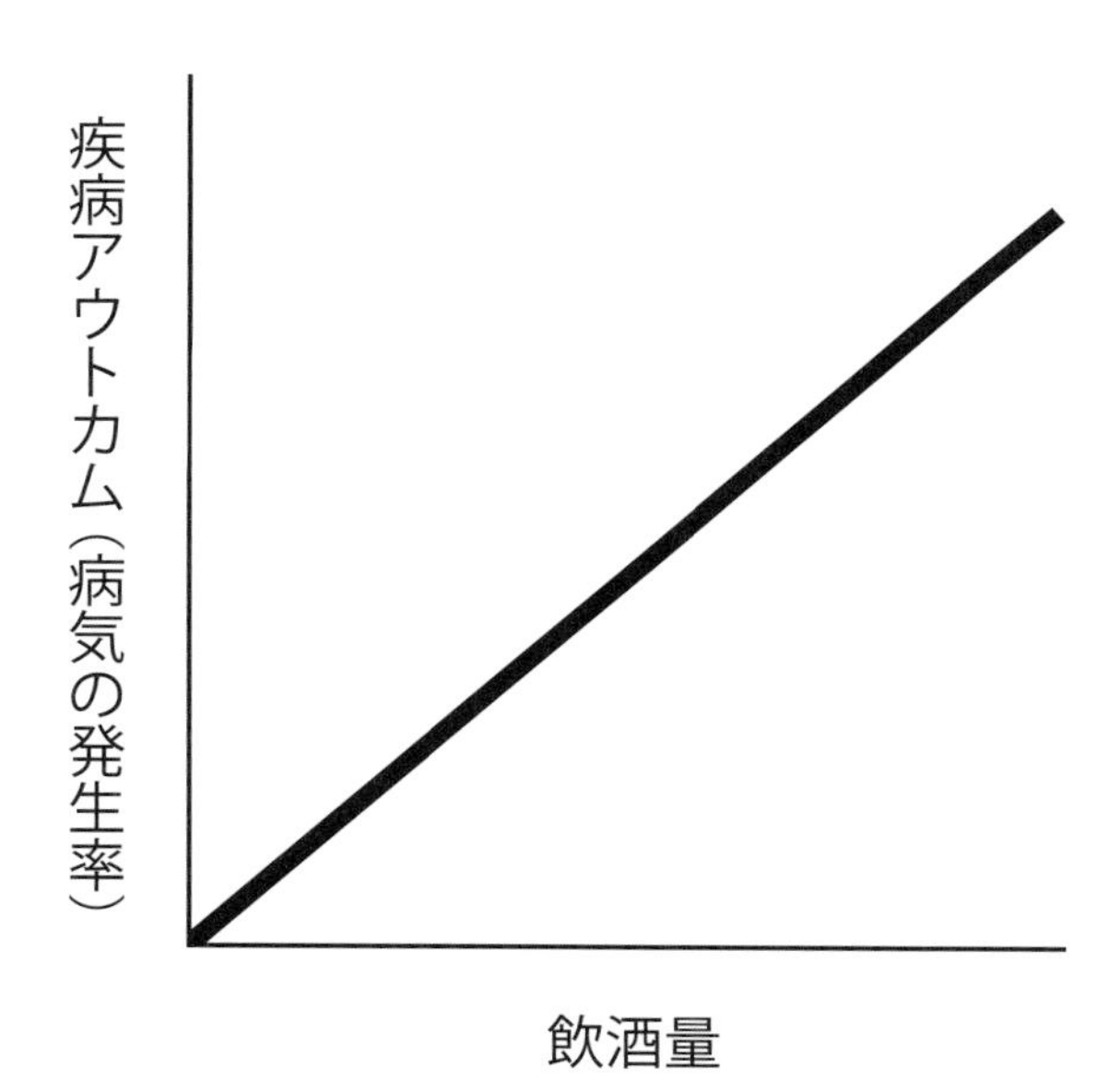

図3

原因と結果が逆転していたのです。体力が弱った病気の人は、お酒も飲めなくなります。そのような人も含めてグラフにすると、もともと病気の人が非飲酒者群に含まれてしまうことになります。

こうした原因と結果が逆転してしまう現象を取り除いて分析してみると、Ｊ型は消失し、正の相関を示す直線となりました。すなわち、少量の飲酒でも心筋梗塞や脳梗塞になりやすくなるということが判明しました。お酒は、クモ膜下出血や脳出血の危険因子でもあります。現在、採用すべきグラフは図３です。

〈アルコールは発がん物質〉

ＷＨＯ（世界保健機関）の外部組織であるＩＡＲＣ（国際がん研究機関）は、心臓血管系の病気だけではなく、アルコールをグループ１（確実な）発がん物質とみなしています。

このグループには、タバコやアスベスト、ヒ素、マスタードガスなども含まれています。つまり、これらの物質とアルコールが、同じレベルの発がんリスクのグループとみなされているのです。

飲酒とがんも、正の相関関係があります。

たとえ少量のお酒でも、がんのリスクが高まります。乳がん、咽頭がん、口腔がん、食道がん、肝がん、膵がんなどです。特に体質的にがんになりやすい人は要注意です。乳がんの家系の女性は、飲酒は控えた方がよいと思います。

〈飲酒による脳の構造と機能の変化〉

先に述べたように、飲酒と脳の健康に関して、以前はJ型が示唆されていました。少量の酒は脳によいとされていたのです。認知症についても同様でした。

そこで出てきたのが、前述のイギリスの研究結果です。この研究の対象は、役所の労働者550人でした。真面目な人たちなので、30年間もきちんと検査を受けてデータを残していました。

そして、公表された結果は、お酒をまったく飲まない人または1週間に6ユニット（1ユニットはアルコール10グラムに相当）までの飲酒者に比べて、1週間に7〜21ユニットの飲酒者は、脳の中で記憶を司る海馬が萎縮するリスクが3倍に増えていました。

また、適量の飲酒でも、脳の白質の構造が破綻していました。

そして、1週間14ユニット以上の飲酒者は、語彙力や高次脳機能が低下していました。350mlの缶ビール（アルコール5％）なら1缶あたり1・75ユニット、4缶で7ユニットです。750ml入りのワイン（13・5％）は約10ユニット、175mlのグラスワインでは約3杯分で7ユニットです。ウィスキー（40％）で25ml、焼酎（25％）で40ml、日本酒（15％）で67mlが1ユニットです。

〈脳を萎縮させない飲み方〉

脳を萎縮させたくないなら、飲酒は、1日1ユニット未満または1週間で6ユニットまでに制限した方がよいことになります。

1週間に、350mlの缶ビールなら3缶まで、グラスワインなら2杯まで、ウイスキーなら150mlまで、焼酎なら240mlまで、日本酒なら400mlまで、となります。

臨床的にも、アルコール依存症は、認知症の強い危険因子です。

若年性認知症の10％は、アルコール関連脳障害が原因と言われています。

また、施設に入所中の認知症患者さんの20％にも、アルコール関連の脳障害があると推定されています。

認知症の原因の多くは、アルツハイマー病と脳血管障害ですが、多数のケースでアルコールも影響していると考えられています。

長期にわたる大量飲酒者は、それだけで認知症のリスクが高くなります。

■お酒と健康

〈大量の酒は危険〉

夕食でお酒が入ると、食欲がそそられます。ビールと枝豆、ワインと肉料理、泡盛（あわもり）とチャンプルーはよく合います。最近は、日本でもクラフトビールの人気が高まっています。

「酒は百薬（ひゃくやく）の長」とも言われていました。

赤ワインは、南フランスなどの地中海周辺国の人々の健康の源（みなもと）とされていました。

もともと健康によいと言われていたポリフェノールに加えて、最近はレスベラトロールという成分が老化を抑制（よくせい）するのではないかと言われていますが、臨床（りんしょう）試験ではまだレスベラトロールの効果は確認されていません。

でも、飲みすぎは禁物です。長年の大量飲酒は、肝臓や膵臓、脳や神経を壊します。肝硬変、慢性膵炎、脳萎縮、末梢神経障害などになりやすくなります。

長期の大量飲酒は、発がんリスクがあります。部位別では、大腸、乳（女性）、口腔、咽頭、喉頭、肝臓、食道のがんです。胃、膵臓、肺、胆嚢がんなどのリスクも示唆されています。

たった1日の大量飲酒も危険です。急性アルコール中毒で誤嚥性肺炎になり、呼吸中枢の抑制で呼吸停止に至ることがあります。固形物の誤嚥では窒息死することもあります。大学のサークルやコンパなどでの一気飲みは大変危険ですので、やめてほしいと思います。

飲酒運転は自損もありますが、他人を死亡させてしまうリスクがあるので、社会的悪です。また、運転していなくても、転倒による外傷や駅のホームからの転落による人身事故など、飲酒では外傷性死亡のリスクが高まります。

大量飲酒は、健康に有害な他の習慣とリンクする危険もあります。日本では、飲酒しながらタバコを吸う人が多く、タバコを吸う人と飲酒していると、受動喫煙の被害を受けることにもなります。

〈健康的な飲酒量の目安〉

適切な飲酒量について復習しましょう。

まず、お酒が飲めない人は無理して飲む必要はありません。もともとアルコール分解酵素を持たない人は、基本的に飲酒できません。また、少しの飲酒で顔が真っ赤に紅潮する東洋人が無理して飲酒すると、食道がんのリスクが高くなるとも言われています。

飲酒量の目安として、摂取した純アルコール量（エタノール）による基準がありましたね。

このエタノール量（グラム数）を用いて、各国で1ドリンクという標準単位の使用が推奨され、日本では10グラム＝1ドリンクとされています。オーストラリアやニュージーランドは日本と同じグラム数を用いていますが、アメリカは14グラム＝1ドリンクです。

従来のガイドラインでは、女性では1日1ドリンクまで、男性では1〜2ドリンクまでが推奨されていました。1ドリンクは、ビール・発泡酒（5%）で200ml、チュウハイ（7%）で150ml、焼酎（25%）で40ml、日本酒（15%）で70ml（0・4合）、ウィスキー・ジンなど（40％）で25ml（シングル1杯）、ワイン（12％）で90mlに相当します。

〈乳がんの家族歴のある女性は飲酒を控える〉

最近の疫学研究によれば、飲酒量が増えるほど病気のリスクが高くなってゆきます。心不全などの心臓病や脳血管障害、糖尿病などに加え、総死亡リスクも高まります。

しかし、飲酒量と健康リスクの評価を行うときに重要なことは、喫煙の影響です。飲酒者は、非飲酒者と比べて喫煙の割合が多く、がんのリスク増大は喫煙の影響がかなり大きいので、疫学的な結果の評価が困難となっています。

そこで最近、「がん」のリスクに焦点を当てた研究がアメリカで発表されました。

その結果は、非喫煙の男性では、1日2ドリンクまでの軽度飲酒の場合、がんのリスクは高くならないというものでした。一方、女性では、1日1ドリンクまでの軽度飲酒であっても、乳がんのリスクが高まるという結果が出ています。

この最新の研究結果を踏まえると、乳がんの家族歴がある女性は乳がんのリスクが高いので、飲酒は控えることをお勧めします。

■サプリについて注意すべきこと

〈健康に寄与するサプリにもリスクがある〉

サプリメント（サプリ）には、薬草、栄養補助食品（アミノ酸など）、微量栄養素（ビタミンやミネラル）などがあります。多くの人が、病気の症状の緩和や、健康の増進を目的としてサプリを常用しています。

もちろん、有用なサプリが、人々の健康に寄与していることは事実です。

しかし、やはりサプリにもリスクがあります。健康食品だから副作用がない、栄養素だから副作用がない、ビタミンだから副作用がない、とは言えないのです。

〈脂溶性ビタミンに注意〉

例として、ビタミン剤を挙げましょう。

ビタミンには、水によく溶ける水溶性ビタミンと、水に溶けにくく油には溶ける脂溶性ビタミンがあります。水溶性ビタミンは、大量に摂っても、ほとんどが尿中に排泄されますので、副作用は問題になりません。

しかし、脂溶性ビタミンを大量に摂ると、体脂肪に溶けて長期間残存します。

そのため、時折、脂溶性ビタミンの摂りすぎによる副作用が見られます。

たとえば、ビタミンDの摂りすぎによる高カルシウム血症、ビタミンAの摂りすぎによる頭蓋内圧の亢進による慢性頭痛などがあります。

最近の統合的研究結果（研究方法としてはメタ分析）では、ビタミンEの長期使用による死亡率の増加が指摘されています。

ビタミンEと死亡の関連は、はっきりと説明できないので、因果関係が確立しているわけではありませんが、ビタミンの作用には医学的に未知の部分があり、長期の大量投与が生体に悪影響を及ぼす可能性を現段階で否定することはできないのです。

〈サプリの副作用による救急受診〉

最近、興味深い研究結果がアメリカで発表されました。全米の代表的な救急室を受診した患者さんで、サプリの副作用が原因のケースを調べたものです。

結果は、年間2万3000人もの患者がサプリによる副作用で救急受診し、そのうち、年間2000人以上が入院していました。

患者の年齢に特徴があり、もっとも多い年齢層は20～34歳（28％）で、次が小児の誤飲（21％）でした。小児の誤飲を除くと、66％が薬草または栄養補助食品によるもので、32％が微量栄養素によるものでした。

副作用の内訳を細かく見てみると、薬草や栄養補助食品では、減量目的のサプリが救急受診の26％、エネルギー増強剤が10％を占めていました。

減量目的やエネルギー増強サプリの副作用は、動悸、胸痛、頻脈などの症状が特徴的でした。これらのサプリは、主に20～34歳の若い人々が常用しています。

交感神経を刺激する興奮剤を含むサプリは要注意です。心臓の冠動脈に攣縮などを起こすことがあり、不整脈や心不全、異常な高血圧になることもあります。

この研究は、高齢者でのサプリ使用の実態も明らかにしています。

65歳以上の高齢者にもサプリ使用者が多く、救急では、錠剤のサイズが大きいサプリによる窒息感や嚥下困難が受診理由となっていました。

非常に大きなタブレットのサプリがあります。購入前にサプリの容器を開けることはできないので、消費者は錠剤のサイズを知らずに、商品を購入して初めて気づくことが多いようです。

サプリの中には高額な商品もあります。患者さんによっては、もったいないので毎日服用していたら、うまく飲み込めずに、そのタブレットで窒息するということも起こっています。

サプリを飲みたい気持ちはわかりますが、サプリの使用は必要最小限にする、というのが私からのアドバイスです。

■大量の亜鉛摂取は銅欠乏症のリスク

〈透析患者への亜鉛補給〉

慢性腎不全で透析が始まると、貧血が起こります。腎機能が悪化して、腎臓から出るエリスロポエチン（赤血球の産生を促進するホルモン）が低下するからです。

そのため、透析を受けている人は、定期的にエリスロポエチン製剤の注射を受ける必要があります。エリスロポエチン製剤は高価で、多額の費用がかかることが問題となっています。

透析患者の医療費は公費負担ですので、自己負担はありませんが、日本全国で透析患者さんが増えているために、莫大な医療費がかかっています。

そんな中、亜鉛製剤を投与するとエリスロポエチンの必要量が減るという可能性が示唆されました。ただし、これは質の高い臨床研究で確認されたわけではありません。

それでも、血液中の亜鉛の濃度が低い透析患者さんに、亜鉛製剤を投与する診療が広がっています。ノベルジンという亜鉛製剤が低亜鉛血症で保険認可されたからです。

現在、全国に30万人を超える透析患者さんがいらっしゃいますが、このうち亜鉛の血中濃度が低い方々にノベルジンが投与され始めました。

〈亜鉛製剤による銅欠乏症〉

しかし、亜鉛が不足していると思われても、長期に亜鉛を投与し続けたために、思わぬ合併症が見られるようになりました。銅欠乏症です。貧血と白血球減少症をきたします。慢性腎不全による貧血予防のために投与した亜鉛によって、別のタイプの貧血になってしまうのです。また、両側の手足の筋力や感覚が低下する脊髄の障害になることもあります。

銅欠乏症による貧血と白血球減少は、骨髄検査を行うと、骨髄異形成症候群と似た所見が認められます。

骨髄異形成症候群とは、白血病の前段階の病気です。中には、亜鉛製剤による銅欠乏症によって貧血となり、骨髄異形成症候群と診断されて、化学療法などの治療を受けたケースも報告されています。

化学療法は副作用の強い治療法ですので、もともと体力が落ちている透析患者さんに対する化学療法は致命的ともなります。

亜鉛製剤だけでなく、一般のドラッグストアで売られている亜鉛サプリでも、銅欠乏症になったケースが報告されています。

最近の研究によると、亜鉛を大量に摂った場合、腸管の上皮細胞の中に微量元素と結合するタンパク質が増えます。そのタンパク質は、亜鉛よりも銅とよく結合する性質も持っていて、銅がこのタンパク質に結合すると血液中に吸収されにくくなってしまい、銅欠乏症になるのです。すなわち、亜鉛を摂りすぎると銅の腸からの吸収が抑えられるのです。

〈銅欠乏症の治療にはココア〉

銅欠乏症の治療として、私はココアの投与を勧めています。

1990年代に売り出された経管栄養剤の多くは、銅の含量が少なくなっていました。そのため、長期にわたって同じ種類の経管栄養剤を投与された患者さんの多くが、銅欠乏症を発症しました。

当時、私が使った治療法は、市販のココアパウダーを経管栄養剤に混ぜるというものです。ご家族に購入してもらったココアパウダーを患者さんの経管栄養剤に混ぜるだけです。この治療で、すべての銅欠乏症を簡単に治療できるようになりました。

あれから20年、医療そのものが原因となる銅欠乏症が再び見られるようになりました。今回は、銅が少ない経管栄養剤ではなく、亜鉛製剤です。

私が相談を受けたケースでも、ココアを飲んでもらうことで銅欠乏症が軽快しました。もちろん、亜鉛製剤は投与中止です。ただし、ココアを飲みすぎると、カフェイン中毒様症状が出てきますので、通常の用量で、朝と昼に飲んでもらうとよいでしょう。

昔から、同じメニューを食べ続けるのは身体によくないと言われています。

栄養成分を含むサプリも同じです。一般の人々に対する臨床研究でも、カルシウムやビタミンD、その他のサプリを毎日飲むことで健康が増進されるというエビデンスはありません。

もちろん、亜鉛が欠乏している人に、短期間のサプリが必要なことはあります。しかし、長期にわたって亜鉛サプリを摂りすぎると、病気になってしまうのです。やはり、「過ぎたるは猶及ばざるが如し」です。

■コラム：砂糖(さとう)とタバコの共通点

[休暇(きゅうか)で私たちは太る]

ゴールデンウィーク期間中は、日本人の体重が増える。そんな疫学(えきがく)研究の結果が2016年に出ていました。連日の外食やホームパーティーなどが体重増加の要因だと思います。年末年始も同様な傾向(けいこう)がありますので、気をつけたいですね。

ところで、ある調査研究によると、毎年12月25日のクリスマスに、アメリカ人は平均して約6000キロカロリーを摂取(せっしゅ)していて、年末最後の1週間では約2キロも体重が増えていたとのことです。私たち日本人も、お正月が過ぎてベルトがきつくなったと感じることがあるでしょう。

年末の休暇で体重が増えるのは、当然のようにも思えます。外は寒く、昼は短かいので、運動量が減ります。テレビでは面白(おもしろ)そうな特別番組が放送されていて、自然と視聴時間が長くなります。しかし、体重増加の最大要因は、やはり摂取カロリーの増大、特に砂糖の摂取と言えます。

コマーシャリズムの影響で、クリスマスのケーキだけでなく、ハロウィーンのチョコレートやキャンディも日本人の「間食」生活に入ってきています。コーラやアイスクリームサンデーでお客さんを集めるジャンクフード店も多いですね。カフェでも甘いフラペチーノが人気です。欧米型の砂糖文化が全盛です。

【砂糖とタバコの3つの共通点】

ところで、砂糖には、タバコとの共通点が少なくとも3つあります。

1つめは、健康によくないこと。これは明らかでしょう。砂糖は、ブドウ糖と果糖に容易に分解されて吸収されます。ブドウ糖はインスリン（肥満をつくるホルモン）の分泌を強力に刺激します。インスリンは血糖値を急激に下げ、強い空腹感を感じさせ、ドミノ倒しのようにカロリーの過剰摂取を促します。砂糖は虫歯の原因にもなります。

2つめは依存性があること。砂糖には、ニコチンほどではありませんが、依存性があります。毎朝、起きてすぐに甘いものが食べたくなるのはその症状です。食事の後に必ずデザートを食べたくなる人も、依存症状の可能性があります。

WHO（世界保健機関）のガイドラインは、1人当たりの砂糖摂取量を1日25グラム以下とすべきとしています。しかし、その基準をクリアしている国は、世界で10カ国しかありません。1人当たりの砂糖摂取量で見ると、砂糖消費の世界三大国は、チリ、オランダ、ハンガリーです。チリ人は1日平均130グラム以上もの砂糖を消費しています。

3つめは、バックにいる産業のロビー活動が活発であり、消費者を騙していたことです。1960年代から、菓子やコーラなどの砂糖産業は、アメリカ人栄養学者のアンセル・キーズ（Ancel Keys）氏などと結託して、心臓病や肥満の原因は脂肪である、というスケープゴート（身代わり）をつくることにほぼ成功しました。

［砂糖産業の暗躍］

キーズ氏らは、当時から砂糖の健康有害性を主張していたイギリス人栄養学者のジョン・ユドキン（John Yudkin）氏などの説を否定する論調を展開していました。栄養学研究者の利益相反です。これは、前世紀から今世紀における保健医療分野での最大のスキャンダルと言ってもよいでしょう。

タバコ会社がニコチンの依存性データを隠していたのと似ています。タバコ会社の反社会的活動は、映画『インサイダー』で描かれていました。砂糖業界の活動も、今後、映画化される可能性があると思います。

【世界に広がる砂糖税導入】

このような事実が明らかにされていく中で、２０１６年、ＷＨＯ（世界保健機関）は、すべての国に対して、砂糖入り飲料に課税することを勧告しました。

砂糖税は、デンマーク、フィンランド、フランス、ハンガリー、アイルランド、メキシコ、ノルウェー、タイ、フィリピン、マレーシアなどの国々で導入され、イギリスでも２０１８年に導入が開始されるなど、世界各国に広がっています。

日本では、私もメンバーとして参加した「保健医療２０３５」というリポートで、砂糖税導入を検討すべきと提言しました。今や、タバコと同様、健康志向の人々が砂糖を避ける時代になっているのです。

第5章

腸内環境の秘密

——腸内マイクロバイオームとは

■腸内マイクロバイオームは肥満と関係している

〈いくら食べても太らない人の秘密〉

「いくら食べても太らない」という人がいます。

うらやましいですね。その人たちがなぜ太らないのかが、最近、明らかになってきました。その鍵が、腸内マイクロバイオーム（微生物叢：叢＝集合体）です。

人間は、成人するまでにかなりの数の微生物をその腸内に宿します。「人間」と「微生物」、生物同士の共生です。その微生物の数は膨大で、人間の身体のすべての細胞を合わせた37兆個よりも多いのです。しかも、その微生物叢全体の有する遺伝子の数は非常に多く、1人の人間の持つ遺伝子の数の250〜800倍にのぼります。

これらの微生物叢は、ビタミンやアミノ酸などをつくり、その家主である人間に様々な栄養を供給していることは、以前からよく知られていました。中には、人が間違って食べてしまった毒物を分解するオタスケマンのような微生物もいます。

〈マイクロバイオームは、体内で重要な役割を果たしている〉

最近10年ほどの研究の進歩により、人間の体内のマイクロバイオームが健康に大きな影響を及ぼしていることが判明しました。

マイクロバイオームは重要なタンパク質をつくっていて、その中には、ホルモンや神経伝達物質、炎症に関係する重要な分子などが含まれています。

これらの物質や分子は、人間の腸管の粘膜から吸収され、身体に影響を与えています。

また、人間の様々な病気がこのマイクロバイオームに関連していることもわかってきました。炎症性の腸疾患や、関節リウマチ、アレルギー、喘息、肥満、糖尿病だけでなく、うつや自閉症などへの関与も示唆されています。

〈肥満と腸内マイクロバイオーム〉

では、肥満と腸内マイクロバイオームの関係を見てみましょう。

腸内マイクロバイオームは、人間が吸収するカロリーに影響を与えます。

体重は、「食べた」カロリーによって決まるのではなく、「吸収された」カロリーによって決まります。食べたカロリーと吸収されたカロリーは同じではないのです。

もちろん、ブドウ糖や果糖などの単糖類は容易に吸収されます。一方、でんぷんなどの多糖類は、消化酵素によって単糖類まで分解される必要がありますが、実は、多糖類の多くは人間の消化酵素だけでは分解されないのです。

そこで登場するのが、腸内マイクロバイオームです。

腸内マイクロバイオームがつくる消化酵素によって、消化されにくい多糖類であっても、人間が吸収できるような単糖類に分解されるのです。

脂質も同じです。脂質は、脂肪酸とグリセリンからできています。

脂肪酸は、長い分子構造を持っていますが、あまりにも長い脂肪酸は吸収されないため、長さの短い脂肪酸にそれぞれ分解される必要があります。これも、腸管内のマイクロバイオームの仕事なのです。

〈肥満とファーミキューテス門〉

腸内マイクロバイオームの約90％は、２種類の細菌グループ（生物分類の階級では門と呼びます）から成ることがわかっています。

1つはバクテロイデス門で、もう1つがファーミキューテス門です。

ファーミキューテス門には、ブドウ球菌、腸球菌、クロストリジウムなどがあります。

最近、肥満との関連で問題視されているのは、ファーミキューテス門です。

バクテロイデス門と比べて、ファーミキューテス門の細菌は栄養素の分解能力が高く、その結果、人間の腸が吸収できるカロリーが増えることがわかりました。


太っている人の腸内にはファーミキューテス門が比較的多く、また、高脂肪食を与えたラットではこの種類の細菌門が増えていることが判明しています。

■腸内マイクロバイオームは糖尿病の重要な危険因子

〈腸内マイクロバイオームについての実験研究〉

動物実験の結果、まだ腸内マイクロバイオームが形成されていない段階のマウス（やせたマウス）に対して、太ったマウスの腸内マイクロバイオームを移植すると、やせたマウスは肥満になりました。一方、やせたマウスの腸内マイクロバイオームを移植すると、やせたマウスはやせたままでした。

畜産業で育てられた動物（豚や牛など）の腸内マイクロバイオームを、やせたマウスの腸内に移植すると、２週間以内に体重が60％以上も増加しました。さらにそのマウスは、糖尿病になりやすいインスリン抵抗性（インスリンが正常に働かない状態）を発症しました。

肥満に対して行われる胃のバイパス手術を受けたマウスでは、腸内マイクロバイオームに特徴的な変化が現れました。その腸内マイクロバイオームを太ったマウスの腸内に移植すると、太ったマウスは徐々にやせてゆきました。

太った人間の腸内マイクロバイオームをやせたマウスに食べさせると、そのマウスは太ってゆきました。一方で、やせた人間の腸内マイクロバイオームを食べさせると、そのマウスはやせたままでした。

太ったマウスとやせたマウスを同じカゴの中で生活させ、お互いの腸内マイクロバイオームを食べさせた実験があります。そうすると、太ったマウスは徐々にやせてゆき、その腸内マイクロバイオームはやせたマウスのマイクロバイオームに似た特徴を持つようになりました。

以上のことから、太ったマウスの腸内マイクロバイオームよりやせたマウスの腸内マイクロバイオームの方が、生存競争では優勢であると考えられます。

〈ファーミキューテス門が増えて肥満に〉

実験結果によると、腸内マイクロバイオームが肥満の要因の1つであると言えます。興味深いのは、肥満ややせ自体が腸内マイクロバイオームに変化を与えることもあることです。ダイエットで減量に成功した人の腸内マイクロバイオームを調べると、その中の微生物の種類が大きく変化していたのです。

肥満になった人の腸内マイクロバイオームではファーミキューテス門が増え、やせた人の腸内マイクロバイオームではバクテロイデス門が増えていました。

これらの結果から、腸内マイクロバイオームは肥満の一因でもあり、肥満が腸内に現れた形でもあるということです。

〈糖尿病と腸内マイクロバイオーム〉

さて、糖尿病の発症にも腸内マイクロバイオームが関係していることがわかりました。

肥満と糖尿病は強い関連がありますので当然とも言えますが、マイクロバイオームによる腸内の軽い炎症が、糖尿病のリスクを上げることがわかったのです。

注目すべきは、糖尿病の人の腸内マイクロバイオームでは、酢酸の産生が増加し、酪酸の産生は低下していることです。

最近の研究によると、血中の酢酸の増加は、インスリン抵抗性を生み出し、食欲を刺激するグレリンというホルモンを胃から分泌させることがわかりました。

また、腸内の酪酸の産生が低下すると、腸内に軽い炎症が起こり、インスリン抵抗性が起こることもわかりました。腸内の軽い炎症によって、腸管上皮の細胞間の接着度が弱くなり、細菌がつくった内毒素が吸収されやすくなります。こうして吸収された内毒素は、インスリン抵抗性を生み出します。

単一の種類の細菌が糖尿病の原因であることは考えにくいですが、最近、注目されているアッカーマンシア・ムシニフィラという細菌が腸内に増えると、脂肪組織での炎症が抑えられ、インスリン抵抗性が改善するということもわかりました。

〈人間に対する腸内マイクロバイオーム移植〉

人間に対する臨床研究も行われています。

強力な下剤で腸内細菌を洗浄除去したメタボリック症候群の患者さんたちに、やせた人間の腸内マイクロバイオームを移植すると、個人差はありますが、メタボリック症候群がよくなったのです。この実験では、マイクロバイオームの移植は十二指腸まで挿入した管を通して行われ、新たに形成されたマイクロバイオームは酪酸を多く産生する特徴を持つものになっていました。

しかし、この臨床効果は時間が経つにつれて徐々に弱くなってゆきました。メタボリック症候群がこれで治るというところまではいきませんが、腸内マイクロバイオームが肥満や糖尿病の重要な危険因子の1つであることが明らかになってきています。しかも、それが介入可能であるという点が大きな特徴です。

今後、この分野の研究の進展に大いに期待したいと思います。

■赤ちゃんの腸内マイクロバイオーム

〈増える帝王切開〉

妊娠の10回に1回は合併症が起こります。たとえば逆子などです。そのような場合は、分娩が難しくなるので、帝王切開を受けることがあります。

帝王切開を行うかどうかの判断は、国や地域によって異なります。日本でも地域差がありますが、全体としてその頻度は増えているようです。これは、分娩に伴う産科的合併症を避けようとする傾向から来ていると思います。

帝王切開ができない国では、通常の経腟分娩を選択することになります。

帝王切開を行うことができる国の中には、かなりの割合で帝王切開を選択している国もあります。たとえば、ブラジルやイタリア、イランなどでは、子どもの40%以上が帝王切開で生まれています。

しかし、帝王切開が行われる頻度が多くなっていることは、様々な問題をもたらします。術後の感染合併症もその1つです。特に肥満の妊婦さんが帝王切開を受けた場合、手術の後に細菌の感染を起こしてしまうリスクが高いことが明らかになっています。

〈赤ちゃんの腸内細菌の由来〉

一方、最近になって別の問題がわかってきました。

それは、生まれてくる赤ちゃんの腸内細菌、すなわちマイクロバイオームの確立です。

生まれてくる赤ちゃんが、お母さんの産道を通過する際、産道内に定着している細菌を受け継いでいることが判明しました。

産道に定着している細菌は、ほとんどが善玉菌です。この善玉菌を受け継ぐことによって、赤ちゃんの腸内が善玉細菌グループに支配されるのです。

悪玉菌は病気の原因となり、ある種の悪玉菌は肥満の原因ともなります。

善玉菌は悪玉菌を排除します。また、腸内に善玉菌がいないと、アレルギーや自己免疫疾患のリスクが高まることがわかっています。

アレルギーの例としては、ピーナッツアレルギーがあります。自己免疫疾患の例としては、1型糖尿病があります。

近年、アレルギーや自己免疫の病気が増えているのは、世界的に帝王切開を受ける人が増えてきたことと関連があるのではないかと言われています。

〈帝王切開でも善玉菌を引き継ぐことはできる〉

善玉菌には、バクテロイデスなどのグループの細菌が含まれます。

最近行われたマウスによる実験でも、帝王切開で生まれたマウスは、善玉菌が腸内に定着する割合が減り、善玉菌が腸内に定着していないマウスは太る傾向がありました。

では、生まれるとき、母親からの善玉菌を赤ちゃんに受け継いでもらうためには、帝王切開をせずに、すべて経腟分娩にすべきかと言えば、そうではありません。リスクの高い分娩を減らすために、やはり帝王切開が必要な場合があります。

ある研究者グループは、母親の産道内の体液を綿棒で採取して、帝王切開で生まれたばかりの赤ちゃんの顔面に塗り付ける試みを始めました。この方法で、赤ちゃんの腸内細菌に善玉菌を定着させることができると考えられています。生まれたばかりの赤ちゃんへのお母さんからのよいプレゼントになりますね。

■腸内環境が自閉症と関連している可能性

〈自閉症とそのスペクトラム障害とは〉

自閉症は、脳の病気で起こる対人関係の障害です。コミュニケーションの障害に加えて、パターン化した興味や活動が見られることがあります。

通常は、生後まもなく明らかになりますが、最近は、症状が軽い人たちまで含めて、「自閉症スペクトラム障害」という呼び方も提唱されています。自閉症の概念が広がってきているのです。

自閉症スペクトラム障害の中で、比較的症状が軽い「非定型自閉症」「アスペルガー症候群」の患者さんを診察することがあります。

非定型自閉症は、様々な健康問題をきたしますので、通常は、患者として診察の対象となります。スマホでのゲーム依存症のリスクも高くなります。

一方、アスペルガー症候群は、「患者」ではなく、診察の対象ではありません。

この症候群の人は、場の空気を読みません。しかし、限定された分野での知識やパフォーマンスは抜群によいのです。医師の中にも、この症候群の人が見られます。そのため、アスペルガー症候群の医師が入職したときには、早期に診断して、適材適所の部署に配属するようにしています。

〈自閉症とプロピオン酸の関係〉

自閉症スペクトラム障害の人は、周囲に理解されることが難しくなります。

実際、性格の問題などとされ、誤解に苦しみ、医療や支援の対象ではありませんでした。

しかし、最近になって、これは病気であるとされました。病気なら原因があり、予防や治療法もあるはずだと、期待されるようになったのです。

自閉症は、どのくらいの割合で存在するのでしょうか。

日本のデータでは、約１００人に１人と報告されていて、男性に多いことがわかっています。

自閉症の兄弟や姉妹では、その発症リスクが約10〜20倍になることが知られています。そのため、自閉症には遺伝的な要因があることが示唆されていましたが、遺伝だけでは発症を説明できませんでした。すなわち、遺伝以外の要因が大きいことが、長年にわたって疑われているのです。

そこで、注目されているのが腸内環境です。腸内の細菌や物質、すなわち腸内マイクロバイオームが、その人の脳の機能に大きな影響を与えることがわかってきたからです。

これまでの研究結果によると、自閉症の子の便にはプロピオン酸という脂肪酸が多く含まれ、腸内細菌の種類も、自閉症でない子とは異なることがわかったのです。プロピオン酸は、カビ防止の目的で加工食品によく添加される物質です。

〈妊婦さんは、なるべく加工食品を摂らない方がよい〉

そんな中、最近、アメリカ・フロリダ州のセントラル・フロリダ大学の研究者が発表した研究結果が、世界に衝撃を与えました。

1年半にわたって、人の神経幹細胞を大量のプロピオン酸にさらすという実験を行った結果、プロピオン酸が脳細胞を損傷することが示唆されたのです。

それだけでなく、神経細胞が減少し、その一方でグリア細胞が過剰に生成され、脳内のバランスが崩れたのでした。妊婦や母親がプロピオン酸を摂ると、胎児や乳児の腸内に蓄積します。

過剰なグリア細胞は、神経細胞同士をつなぐシナプスの伝達を阻害するようになります。また、グリア細胞が脳に炎症も引き起こすこともあります。

これらの脳の変化によって、コミュニケーション能力が侵され、自閉症の子に見られる行動が引き起こされる可能性があるのです。

この結果から、腸内環境を乱す物質が自閉症のリスクを高める可能性があると私は考えています。

現時点ではまだ不確定要素が大きく、断言することはできませんが、安全性を重視する観点から言えば、「妊婦さんは、なるべく加工食品は摂らないように」とアドバイスしたいと思います。

■コラム：焦げた料理に注意しましょう

【アクリルアミドとは】

高温でパンを焼きすぎたり、ポテトを揚げすぎたりすると、黒焦げができて、アクリルアミドという発がん物質を発生させる原因となります。

これは、メイラード反応と呼ばれている化学反応で、ブドウ糖とアスパラギン（アミノ酸の一種）の反応で生成されます。

アクリルアミドは、でんぷんを主体とする食物を高温で強く焼いたり揚げたりすると発生します。真っ黒に焦げたトーストや、黒焦げの焼きおにぎりなどもそうです。

メイラード反応でできた物質は、香ばしい香りがするので、料理人はうまくそれを利用して料理をつくっていることがあります。

アクリルアミドがこのように生成され、人間の体内に取り込まれている可能性については、２０００年初頭にスウェーデンから報告され、人気のあるポテトチップスの中にもアクリルアミドが含まれていることが、世界的に問題となりました。

【アクリルアミドは発がん物質】

2015年、ヨーロッパの食品安全機関が、アクリルアミドの取りすぎは、全年齢層の人々に、ほとんどすべての種類のがんになるリスクがあると発表しました。

そして、最近、この食品安全機関が「金色でいきましょう」（Go for Gold）というキャンペーンをスタートしたのです。

金色とは、焼きすぎない料理の色を意味します。黒色ではありません。ジャガイモやパン、玉ねぎなどの根菜(こんさい)類も含(ふく)めて、でんぷんを多く含む食品を焼いたり、揚(あ)げたり、あぶったりするときは、金色かそれより薄(うす)い黄色までが安全ということです。

茹(ゆ)でたり蒸(む)したりする場合は、アクリルアミドは発生しません。

アクリルアミドによる発がん作用は、動物実験で証明されています。疫学(えきがく)研究などで人間ではまだ証明されていませんが、生物学的な機序(きじょ)から見て、人間でも同様であると言えるでしょう。

毎日、大量のポテトチップスを人々に食べさせるようなランダム化比較試験は不可能だと思いますが、大量のポテトチップスを毎日食べている人はたくさんいますので、その方々は要注意です。

カウチポテト族（ソファー、カウチに座り込んだまま動かず、主にテレビを見てだらだらと長時間を過ごす人）の人たちの運動不足とカロリーの取りすぎが問題視されていますが、その上、ポテトチップスを多く食べていると、アクリルアミドの摂取量も増えるので、発がんのリスクも高くなるのです。

［アクリルアミドの摂取を減らす工夫］

ある食品に偏った食生活は、アクリルアミドの摂取を増やすリスクとなります。できるだけ多くの種類の食品を摂るような分散型の食生活を心がけましょう。

生のイモ類を冷蔵庫に入れておくと、アクリルアミドが増えることもわかっています。イモ類の取りすぎには注意しましょう。

アクリルアミドの量は、高温で調理するほど増えてゆきます。オーブンを使った料理ですと、２２５度20分間では、１９５度24分間に比べて、アクリルアミドの量が約３倍にも増えることがわかっています。

焼いたり、揚げたり、あぶったりした料理を絶対に食べてはいけない、と言うほどアクリルアミドの量が多くなるわけではありませんが、長期間、大量に食べていると発がんのリスクになります。

食べるとき、黒焦げになった部分を取り除く(のぞ)のも賢い(かしこ)やり方です。

最近は、遺伝子工学を用いたイモ類を開発している企業もあります。

最新の技術によって、アクリルアミドができにくくすることをめざしているのですが、結果が出るまでにはまだ時間がかかるようです。

今、お勧め(すす)できるのは、賢い食品の選び方と賢い料理法です。

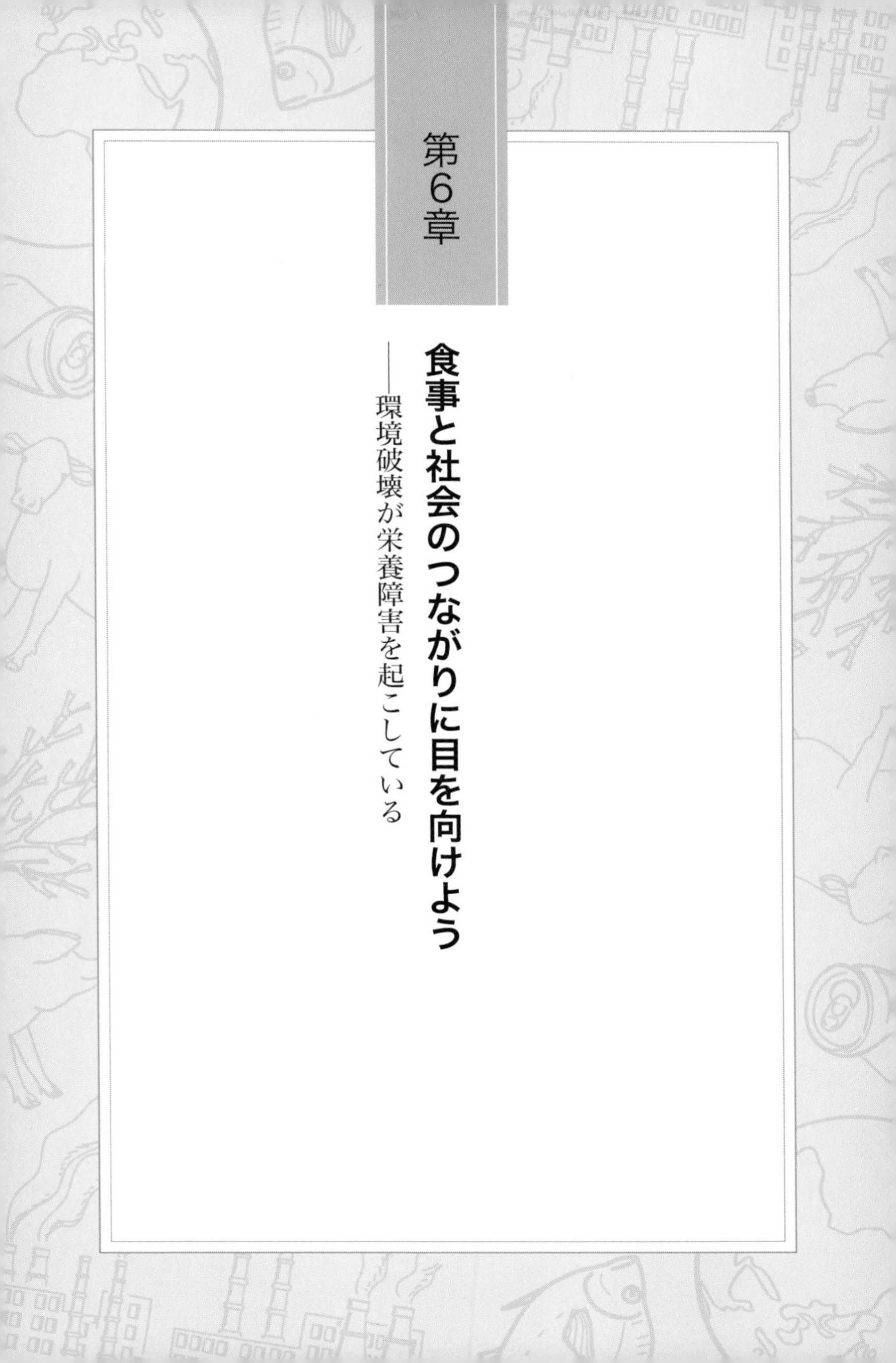

第6章

食事と社会のつながりに目を向けよう

――環境破壊が栄養障害を起こしている

■貧困と肥満のリンクとは？

〈発展途上国での栄養障害〉

発展途上国での栄養障害と聞くと、皆さんは何を想像するでしょうか。
おそらく飢餓――骨と皮のみで筋肉のない、手足の細いやせた子どもたちを想像するのではないでしょうか。しかし、最新のデータは、途上国の子どもたちの肥満とやせの割合がほぼ拮抗してきていることを示しています。

ＷＨＯ（世界保健機関）は、ＢＭＩ（94ページ参照）の平均値から標準偏差の2倍以上を肥満、2倍以下をやせと定義しています。

１９７０年代の途上国では、肥満児はほぼゼロでしたが、現在では、その割合は約7%まで増加しています。一方、途上国でのやせた子どもの割合は、１９７０年代と現在では、13%から10%に減っています。

この傾向が続くと、やせた子と肥満児の割合は、２０２２年に逆転します。

〈なぜ、やせから肥満への逆転が起こるのか〉

同じ国に住んでいるのに、やせと肥満の子どもたちの両方の数が多いのは、逆説のように聞こえます。しかし、この2つはリンクしているのです。近年、新たな要因が入ってきたからです。それは、栄養価の低い加工食品やジャンクフードです。

栄養価が低い食品とは、同じカロリーでも、必須栄養素が低い食べ物のことです。具体的には、お菓子やインスタント食品などです。ジャンクフードは、発がん物質や動脈硬化症の原因となるものを多く含んでいます。

これらの食品は、価格が安いのが特徴ですが、問題があります。途上国に多い貧困層の人々は、経済的な理由で、これらの食品に依存する生活を余儀なくされているのです。

南アフリカ共和国を例に挙げましょう。1970年代は、やせた子どもたちの割合は20%でしたが、現在は5%未満となりました。一方、同時期で、肥満児の割合は0%から10%以上になっています。すでに逆転現象が起こっているのです。

中国でも逆転現象が起きていて、現在、中国の肥満児は2800万人にのぼっています。

〈子どもの肥満と将来の病気〉

子どもの肥満は、将来の様々な病気の根本原因となります。中でも糖尿病が問題です。全世界の糖尿病による死亡者数は、マラリア、結核、エイズを合わせた三大感染症死亡者数をすでに超えています。

糖尿病による心筋梗塞や脳梗塞、腎不全、感染症などで、世界中の多くの人々が亡くなっているのです。また、子どもの肥満は、高血圧やがんのリスクにもなります。

格差の広がる日本でも、同様の傾向が見られます。

最近の厚生労働省の調査によると、低所得層の方が、肥満者の割合が高い傾向がありました。コンビニ弁当とジャンクフードだけを食べていたある生活保護受給者が、1日に5000キロカロリーも摂取していたというケースもあります。

世界各国の政府は、この栄養問題への介入を行うべきです。野菜や生の果実などの栄養価の高い食品には補助を行い、それらの価格を安くして、子どもたちを助けるのです。逆に、加工食品やジャンクフードなどの栄養価の低い食品には課税をして価格を高くするのです。

■加工肉に課税を！

〈砂糖、タバコ、酒、そして加工肉〉

「STAXは命を救う」。STAXとは、Sugar（砂糖）、Tobacco（タバコ）、Alcohol（酒）、Tax（税）という意味で、「砂糖、タバコ、酒に課税する」ということです。

健康に害を及ぼすものに課税をすると、有害物質の消費を抑制して病気を予防できるので、結果的に命を救うことができるというわけです。

日本では、タバコと酒に課税していますが、外国と比較してまだ税率が低く、十分な効果が上がっておらず、砂糖にはまだ税金をかけていません。

そんな中、イギリスのオックスフォード大学から、赤身の肉とその加工肉に税金をかけるとどうなるか、という研究論文が発表されました。

赤身の肉は、哺乳動物の肉、すなわち牛・豚・羊・馬・鹿、山羊の肉です。鶏や魚の肉は含まれません。その加工肉とは、ベーコン、ソーセージ、ハム、ハンバーグ、コーンビーフ、ポークランチョンミート（スパムなど）などの製品です。

WHO（世界保健機関）は、加工肉を「確実な発がん物質」に指定しています。しかも、その確実性は、タバコやアスベストと同じレベルです。

何年にもわたって加工肉を多く食べていると、大腸がん、膵がん、胃がん、乳がんなどのリスクが上がります。ＷＨＯは、赤身の肉は「恐らく発がん物質だろう」と推定しています。

牛・豚・羊・馬などの肉を何年もたくさん食べていると、このようながんのリスクが上がります。

ステーキがお好きの方には耳の痛い話かもしれませんが、これが現在のエビデンスなのです。

〈加工肉税の消費への効果〉

赤身の肉と加工肉の摂取は、動脈硬化症や糖尿病にも関係しています。

動脈硬化症は、脳梗塞、心筋梗塞、下肢の動脈閉塞、大動脈解離、動脈瘤などの最大の原因です。オックスフォード大学は、赤身の肉と加工肉の摂取が原因となって起こるがん、動脈硬化症、糖尿病などを世界全体で試算すると、２０２０年には２８５０億米ドルもの経済損失となるだろうと指摘しています。損失分の約３分の２は、加工肉が原因です。

これらの食品に税をかけたらどうなるのかという試算では、経済的に適切な税率が用いられました。これは、国民所得によって異なり、高所得国での税率は高くなります。平均で、加工肉には25%の税率が望ましいとされ、低所得国での税率は数%でよいとされましたが、高所得国では１００%以上の税率がよいとされました。

一方、赤身の肉への平均税率は４%で、低所得国での税率は１%以下とされ、高所得国では20%以上の税率がよいとされました。

その課税効果はどのように試算されるのでしょうか?

これらの税制により、加工肉の消費は平均で16%低下しますが、加工肉消費抑制の結果として、消費者が赤身の肉に流れるために、赤身の肉の消費は課税にもかかわらずほぼ横ばい状態になると考えられています。

〈加工肉税の健康への効果〉

では、課税による加工肉の消費低下は、世界の人々の健康にどのような影響を与えるのでしょうか。

オックスフォード大学の試算は、死亡者が９％程度（22万９０００人）減るだろうと予測しています。主として、がんや動脈硬化による死亡が減ります。そして、医療費は平均で14％（４１０億米ドル）減るだろうと予測しています。

このような恩恵は、低所得国より高所得国で大きくなるだろうと試算されています。

日本人の死亡原因の１位はがん、２位は心臓病です。

がんや動脈硬化症による死亡が約10％も減ることは、とても大きな効果です。

ところで、２０１９年、日本では消費税が10％に引き上げられましたが、これに対しては様々な意見があり、税制は国民の健康も考慮すべきという観点からは、もっと工夫があってもよかったのではと感じます。

もし、私が財務大臣になったら、消費税増税は最後の手段とします。

もともと消費税増税の理由は、社会保障費中の医療費の増大です。なので、健康増進につながる増税が理にかなうのです。まず優先して行うべきは、タバコ税増税、酒税増税、そして砂糖税の導入です。メキシコなどの多くの国では、砂糖税の効果が確認されています。

それでも医療費を賄うことができなければ、野菜と果物、無塩ナッツ、魚介類などの健康増進につながる食品には課税せずに、世界に先駆けて、赤身の肉・加工肉の課税を行います。

政府は、2019年の増税で、外食を除く食料品は対象外としましたが、砂糖・加工肉・赤身の肉を含む食品には課税する、といったようなクールな健康メッセージを国民に伝えてほしかったと思います。

■畜産の不都合な真実

〈フライドチキンより豆腐チャンプルー〉

最近発表された研究結果によると、フライドチキンをよく食べる人はがんにかかりやすく、若くして死亡しやすいことがわかりました。

揚げものの衣には様々な物質が混入しますので、衣が原因かもしれません。フライドチキンを食べるときには、できれば衣を除去して食べることをお勧めします。

しかし、チキンの食べすぎもよくありません。糖分が少ないためにダイエットには向いていますが、動物性脂肪を多く含んでいます。動物性脂肪は飽和脂肪酸ですので、摂りすぎると動脈硬化を加速させます。

食事でお肉を摂りたいときは、魚介類の肉がお勧めです。

魚の油は、特別なオメガ3脂肪酸です。しかし、オメガ3脂肪酸をサプリとして服用しても健康的な効果はほとんど得られないことが判明しています。魚のまま食べるとき、効果が得られるのです。

フライは禁物です。揚げた魚ではなく、お刺身がよいでしょう。

魚介類を摂れないときには、大豆などの豆類がお勧めです。

健康的なタンパク源として、大豆はベストです。沖縄での外食ランチのお勧めは、豆腐チャンプルーです。ご飯は抜きで、あるいは小盛り一膳までとしましょう。玄米や全粒粉パンなどでしたら普通盛りでも大丈夫です。

また、豚肉などの赤身の肉は入れないようにオーダーしましょう。特にスパムは厳禁です。豆腐と野菜が豊富なチャンプルーはとても健康的なのです。

〈飲酒後のステーキは危ない〉

鶏肉より健康に悪影響を及ぼすのは、赤身の肉、つまり哺乳類の肉です。代表的なのは牛肉と豚肉です。

赤身の肉をよく食べる人は、がんにかかりやすくなります。特に大腸がん、膵臓がん、胆嚢がん、胆管がん、乳がん、前立腺がんなどです。

欧米型の食生活が世界に広がっているために、赤身の肉の消費が急速に増えています。世界中の人々がステーキを食べるようになり、日本でもステーキがブームです。

沖縄では、最近、お酒を飲んだ後にステーキでしめるスタイルが人気です。ラーメンよりは糖質が少ないので、体重を気にする人にはよいかもしれませんが、アルコールと牛肉は両方とも発がん物質なので、がんになりやすくなります。特に、タバコを吸いながらお酒を飲み、その後ステーキを食べるのは、まさにがんになる生活習慣なのです。

〈畜産による温暖化〉

地球温暖化によって、世界の人々の健康状態は悪化しています。熱中症で多くの人々が死亡し、豪雨や台風による氾濫や洪水、土砂崩れなどの災害で多数の人々が亡くなっています。生態系の変化で蚊やマダニなどが増え、デング熱やリケッチア症など、感染症が広がっています。低所得国では、飢饉で人々が死亡しています。

実は、地球温暖化でよく見逃されている一大要因に畜産があります。

人間活動に起因するメタン排出の約3分の1が、家畜から発生しているのです。

メタンガスには、二酸化炭素（CO_2）の20〜25倍もの強力な温暖化効果があります。

牛などの消化器からのメタン発酵や糞尿によって、年間1億トン以上のメタンが家畜から排出されています。


これは、CO_2換算で約24億トンに匹敵します。家畜、特に牛1頭から排出されるメタンガスは、1日に２００リットルにもなります。ゲップとして排出されるのですが、不都合なゲップです。


家畜を飼育するためには、人間の約10倍の餌が必要です。肉1キロを生産するには、飼料用穀物が牛肉で11キロ、豚肉で7キロ、鶏肉で3キロ必要です。

また、1キロの牛肉を生産するために、1キロの小麦の生産に必要な水の２００倍以上の水が必要です。


地球上の飢餓人口は約10億人で、その多くは低所得国の人々です。

高所得国や中所得国の人々が動物の肉を大量に食べている中で、穀物は低所得国の人

牛肉生産に使用される水

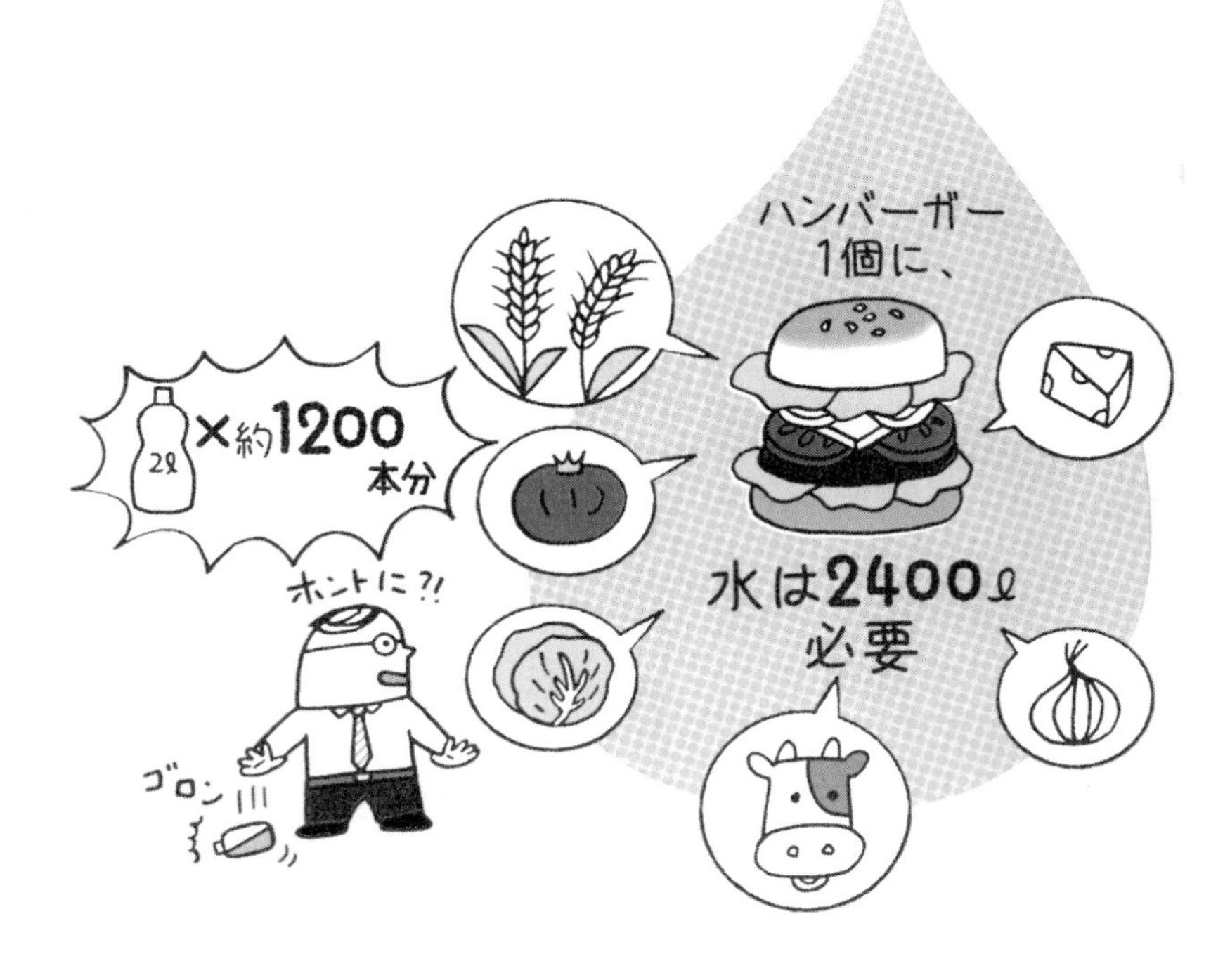

（橋本淳司著『いちばんわかる企業の水リスク』／イラスト：加藤マカロン［誠文堂新光社刊行］より転載）

図４

々には渡らず、その多くが家畜の餌となっています。

世界中の人々の健康のためにも、植物を中心とした食生活をお勧めしたいと思います。

■温暖化と栄養障害

〈地球温暖化で日本でもマラリア再流行の懸念〉

地球温暖化によって、マラリアやデング熱を媒介する蚊が日本に上陸し、これらの病気が流行する可能性について、私はかなり以前から指摘していました。

ＷＨＯ（世界保健機関）などが公開しているデング熱の流行地図をみると、日本のすぐ近くまでその流行地が侵出してきているのがわかりますので、夏場で東南アジア並みの高温多湿となっている日本でデング熱が流行しない理由はない、というのが私のロジックです。

不幸にも私の予言は的中し、２０１４年に日本で69年ぶりにデング熱が流行し、その後もほぼ毎年、感染が確認されています。

今後は、マラリアの再登場も心配です。沖縄の離島地域では、戦前から戦後まもなくにかけて、マラリアが蔓延していました。当時、民間医療では、「悪寒戦慄・高熱の患者はたぶんマラリアであろう」という診断が下されていたほどです。マラリアが沖縄に再上陸する恐れはあるのです。

地球温暖化による悪影響は、熱波や記録的豪雨、竜巻の発生などの異常気象、水質汚濁など、多くのものがありますが、これらに加えて、最近、新たな健康被害の可能性が浮上してきています。

それは、栄養障害です。先進国では、栄養過剰による肥満や糖尿病が深刻化していますが、地球温暖化によって、多くの発展途上国では栄養障害が増えてゆくのです。

〈地球温暖化による葉酸欠乏〉

まず深刻なのは、地球温暖化が昆虫の生態系に与える破壊的な影響です。

蜂などの昆虫は、花粉の受粉に重要な役割を果たしています。蜂がいなくなると、植物の生態系に深刻なダメージを与えます。

そこで問題となるのが葉酸の不足です。葉酸は水溶性ビタミンの一種であり、DNAなどの核酸の合成やアミノ酸の合成に必須の栄養素です。これが不足すると貧血となり、動脈硬化が促進し、ある種のがん発症のリスクが高まります。また、妊婦に葉酸が不足すると、子どもに二分脊椎などの先天奇形が起こることがあります。

葉酸は、鶏のレバー、緑黄色野菜、果物などに多く含まれます。ただし、調理や長期間保存による酸化で葉酸は壊れるので、新鮮な生野菜や果物が実質的な供給源となります。

つまり、地球温暖化や殺虫剤の使用で、野菜や果物の収穫が減ると、葉酸の供給が減り、多くの発展途上国において、葉酸欠乏症で苦しむ人が多く出ることが危惧されるのです。環境異常で被害を受けるのは、常にこうした人々であり、地球環境的「弱者」なのです。

〈地球温暖化による亜鉛欠乏〉

亜鉛は、人体にとって必須な微量元素です。そのため、一定量の摂取が必要で、免疫能の維持や胎児や子どもの成長にも必須です。

亜鉛の供給は、海産物や穀物の摂取によって行われます。

亜鉛が欠乏すると、下痢、味覚障害、免疫障害、傷が治りにくいといったことが起こります。

地球温暖化で大気中の二酸化炭素（CO_2）濃度が上がると、穀物中の亜鉛の含有量が減ることが証明されています。

２０１８年、『ネイチャー』（*Nature*）の姉妹誌に、大気中のCO_2濃度の上昇により、米や小麦などの主要穀物の亜鉛成分が大きく減るという研究結果が発表されました。米、小麦、エンドウ豆や大豆で、亜鉛の減少が確認されています。

葉酸欠乏と同様に、多くの発展途上国において、亜鉛欠乏で苦しむ人々が多く出てくることが危惧されます。

■サンゴ礁の死滅と人間の栄養障害

〈栄養源としてのサンゴ礁〉

世界のサンゴ礁沿岸地域の人々は、サンゴ礁に存在する生態系から重要な栄養素を摂取しています。魚、貝、エビ、カニ、イカなどです。これらの魚介類は、ビタミンB_1、ビタミンA、鉄、亜鉛など、ビタミンやミネラルを豊富に含んでいる貴重な栄養源です。

しかし近年、温室効果ガスの増加によって地球温暖化が進行し、海水温が上昇しています。また、温室効果ガスの一種である大気中の二酸化炭素（CO_2）が増えているために、海水の酸性化が進んでいます。さらに、近海での過剰な漁獲が重なり、サンゴの白化と死滅が進んでいるのです。

日本などの先進国の人々は、これらの栄養素が欠乏することはないと考えられます。経済力があるので食品を輸入できるからです。

しかし、途上国ではそうはいきません。サンゴ礁に存在する生態系に、重要な栄養素を依存しているのです。ビタミンB_1、ビタミンA、鉄、亜鉛が欠乏すると、重い病気にかかります。環境破壊によって犠牲になりやすいのは、途上国の人々なのです。

〈ビタミンB_1とAの欠乏〉

ビタミンB_1が欠乏すると、脚気にかかります。末梢の神経が障害され、手足の筋肉に力が入らず、動けなくなります。同時に心不全も起こすので、診断と治療が遅れると、死亡することもあります。脚気心と呼ばれています。

ビタミンB_1の欠乏は、ウェルニッケ脳症という脳の病気も起こします。体のバランスも取れなくなって、眼球が動かなくなり、最後は意識もなくなってゆきます。また、コルサコフ症候群というタイプもあり、この場合は認知症となり、記憶することができなくなります。

ビタミンAは、眼と皮膚の機能に必須です。ビタミンAが不足すると、夜盲症になり、暗闇で物を見ることが難しくなります。また、皮膚が乾燥し、ニキビが出て、毛髪が薄くなります。白眼の表面に斑状のかさぶたのようなものもできます。

〈鉄と亜鉛の欠乏〉

魚介類には、鉄や亜鉛などのミネラルが豊富に含まれています。

鉄と亜鉛の欠乏も、重い病気を引き起こします。

鉄の欠乏では、貧血が有名です。爪がスプーンのような形に変形することがあり、貧血が慢性的に進行すると心不全をきたすことがあります。

鉄が欠乏した患者さんでは、異味症という異常な食行動が見られることがあります。これは、氷を食べたくなるという症状です。若い女性で月経過多があり、氷を食べたくなったというケースでは、医師は、月経の過剰出血による鉄分の欠乏を疑います。

亜鉛が欠乏すると、味覚の低下が起こります。好きなメニューを食べてもおいしく感じなくなるので、とてもつらい症状です。また、口や肛門の粘膜が炎症を起こして痛くなります。さらに、ひどい下痢に悩まされることになります。

このように、ビタミンとミネラルが欠乏すると、様々な病気を発症します。これらの病気の多くは、発展途上国の人々に発症しますが、その原因の多くをつくりだしているのは先進国です。日本の二酸化炭素（CO^2）排出量は、世界第5位です。環境破壊の責任を自覚して皆で行動することが求められています。

■コラム：魚の骨に注意

［魚料理と私］

私は魚料理が好きです。中でもお刺身(さしみ)が好きです。とくにマグロとサケが好きなので、お刺身の盛り合わせメニューでは、マグロとサケを最後に食べることを常(つね)としています。おいしいものは最後に食べるというポリシーですが、これには健康エビデンスはありません。

私の父は、漁師をしていました。沖縄では、ウミンチュ（海の人という意味）と呼ばれています。そのため、子どもの頃からよく魚を食べていたのです。

でも、魚料理で苦手なものがあります。魚1匹の料理です。丸ごとの煮(に)つけや焼き魚です。

その理由は、小学校時代にさかのぼります。夕食で、父親が捕ってきた魚を食べていたら、突然、喉(のど)が痛くなったのです。急いで口の中にある魚の肉を吐(は)き出したら、小さな骨が出てきました。

それ以来、私は、1匹丸ごとの魚料理は、お箸(はし)で骨を完全に除去(じょきょ)してから食べるというスキルを上達させることができました。毎日、魚料理が出てきますから、相当鍛えられました。子ども心に、「この骨を間違って飲み込んだら、大変なことになる」と直感的に感じていたからです。

【魚の骨と私】

その後、医学生時代に、教科書で魚の骨について調べましたが、「魚の骨を飲み込んだらどうなるか」という具体的な記載を見つけることはできませんでした。

しかし、研修医になって救急室での診療を担当するようになり、「魚の骨」と再会することになったのです。

「魚を食べていたら、急に喉が痛くなった」と訴えて受診する患者さんの喉の中に魚の骨があったのです。喉に刺さった骨の取り方について、先輩のレジデントから教えてもらい、「カンシ」と呼ばれる小さなハサミ状の器具で骨を取り除くと、患者さんからたいそう感謝されました。

患者さんがよくなるのは、とてもうれしいことです。

その後、病棟担当研修医の時代に、腹痛と発熱で、原因不明の腹腔内膿瘍の男性患者さんを担当することになりました。術前の超音波やＣＴ検査で、膿瘍内に何か異物があるという疑いがありました。案の定、開腹手術で、「魚の骨」が見つかったのです。診断は「魚骨性膿瘍」で、膿瘍とともに長さ数センチの骨が除去され、治りました。

このケースは、１９９０年頃に沖縄県医学会で発表しました。

【魚骨によるピアス式膿瘍】

魚の骨を飲み込むのは、身体に対して危険です。

１８４２年、世界で最初に報告された魚骨による腹部疾患の症例は、胃を穿通した骨が内臓の静脈内に突き刺さり、重篤な静脈炎をきたしたものでした。

その後、報告された魚骨性疾患の多くはアジアです。アジアで捕れる魚の骨は小さく、飲み込まれやすいからです。

１９８０年代には、香港のクイーン・メアリー病院が、１１７例もの魚骨性疾患のケースを報告しています。

飲み込まれた魚の骨は、体内で様々な場所をピアスのように穿通します。

咽頭で穿通すると、頸部膿瘍や甲状腺膿瘍をきたし、食道で穿通すると縦隔炎を引き起こします。胃や十二指腸を穿通すると、肝膿瘍や内臓の静脈炎を起こします。

口腔内の細菌を引き連れた魚の骨は、その細菌による膿をつくるのです。

【魚骨性疾患の診断・治療・予防】

魚の骨は、単純なX線写真には写りません。そのため、診断は意外と困難です。最近は、CT画像を3次元構成してアングルを変えた切り口で診ることができるようになり、これによって診断が進歩しました。

治療は外科手術です。今後は、腹腔鏡手術も期待できるかもしれません。抗菌薬のみでは、異物による膿瘍は完治できません。

もっとも重要なのは予防です。私がやっているように、魚料理が出てきたら身構えて、よく見て骨を取り除くことです。白内障や遠視など、視力が弱い方には、骨のついた魚料理は出さない方がよいでしょう。私の好きな刺身系を振る舞っていただきたいと思います。魚料理は健康によく、おいしいですから。

まとめ――1カ月で体調がよくなる「ヘルシー7メニュー」

野菜と果物

「人間の身体は、食べたものからできている」

昔から言われていることわざです。毎日何を食べるかが、とても大切です。

しかし、情報過多の時代となり、健康的な食事についても情報が氾濫しています。中にはトンデモ情報、フェイクも混ざっています。ダイエットをして病気になることもあります。そこで、健康的な食事について、シンプルにまとめてみたいと思います。

まずは野菜です。基本は生野菜、すなわちサラダです。野菜炒めもお勧めです。残りは冷凍保存します。

一番大きな皿に、野菜中心のメニューを盛り付けます。そのとき、異なる色の野菜を組み合わせることです。ただし、ジャガイモは野菜として扱わないようにしましょう。フライドポテトやポテトチップスも避けてください。

次に果物です。できるだけ生で食べましょう。ベストな朝食や間食は、生の果物です。最近、コンビニエンスストアでバナナが売られていますが、お腹がすいたらバナナを食べてください。あるいは、よくスーパーの入り口にりんごやオレンジが置かれていますので、それだけ買ってきて、すぐに食べましょう。ただし、砂糖入りのフルーツジュースは禁物です。

タンパク質

健康的な食事のメニューには、タンパク質を含めるとよいでしょう。お勧めは豆類とナッツ類です。ナッツは、塩分無添加のものを選びましょう。サラダに素焼きのカシューナッツやアーモンドを混ぜるとヘルシーです。野菜炒めに豆腐を混ぜると、豆腐チャンプルーとなります。沖縄料理でもっとも健康的なメニューは、豆腐チャンプルーとゴーヤチャンプルーです。

豆類は、缶詰を利用してもヘルシーです。ハンバーガーでは、ソイ（大豆）パティバーガーまたはフィッシュバーガーを選択しましょう。

豆腐チャンプルーやゴーヤチャンプルーにスパムを入れてはいけません。もっとも健康に悪いタンパク質は、加工された牛肉、豚肉、羊肉、馬肉、鹿肉、山羊肉などです。動物の肉でお勧めは魚介類です。できるだけ異なる種類の魚をローテーションして食べましょう。たとえば、月水金のランチを魚の日とするなら、月曜日はサーモン、水曜日はマグロ、金曜日はグルクン（タカサゴ）といった具合です。

魚介類以外では、1週間に1〜2回、鶏肉を食べるのはヘルシーです。ただし、フライドチキンはいけません。チキンはスキンレスで召し上がってください。

食事に招待されて、フライドチキンが出てきたときは、衣をはがして食べましょう。

乳製品とカーボ

乳製品でお勧めは、プレーン・ヨーグルトです。

砂糖を含んでいないものをチョイスしましょう。乳製品を食べて下痢をする人がいます。私もその1人ですが、それはラクトースという酵素が少ないからです。乳糖不耐症と呼ばれています。そのような人には、大豆ヨーグルトをお勧めします。

お勧め！ ヘルシー7メニュー

1. 野菜（ポテトは除く）

2. 果物（ジュースは禁）

3. 全粒穀物

4. 豆類

5. ナッツ類（塩分無添加で）

6. 植物性油

7. 魚介類

表3

ヘルシーな朝ごはんは、卵とヨーグルト、果物を含むものです。ベーコンやソーセージ、ハムは避けてください。加工された赤身の肉だからです。また、砂糖入りのシリアルも厳禁です。甘いシリアルとフルーツジュースのコンビネーションは、一見、健康的に見えますが、太ります。糖尿病になりやすくなります。

最後にカーボです。これは、主食と呼ばれている炭水化物ですが、食べすぎはヘルシーではありません。食べるなら全粒穀物（ホールグレイン）がよいでしょう。玄米や全粒粉小麦などです。これらは、穀物の粒全体が含まれていて、ふすまと胚芽が除かれていないものです。ふすまと胚芽を除くと精製穀物になります。精製穀物は白米や白いパンです。

砂糖は有毒添加物と考えて、カロリー目的では摂らないようにしましょう。

菓子パンは、白いパンに砂糖が塗りつけられたものです。手軽に食べることができますが禁物です。

お勧めの「ヘルシー7メニュー」を表3にまとめました。

以上が、シンプルなヘルシー食のガイドです。

これを実践(じっせん)するだけで、1カ月もたたないうちに、体内が活性化し、体調がよくなり、頭もよくなるでしょう。私自身が実践してそれを感じているので、間違いありません。皆さんも、ぜひ実行してみてください。

エピローグ

本書は、1人でも多くの方に、食事に関する正しい知識を知ることによって、病気を予防し、健康な生活を送っていただきたい――そんな願いからまとめました。

しかし、実はそれだけではありません。本書の執筆を駆り立てたもう1つの動機がありました。それは、「魂の学」を提唱される高橋佳子先生との出会いでした。

「魂の学」とは、人間を永遠の生命を抱く「魂」と捉える新しい人間観、世界観です。人間が生きる世界を、「魂―心―現実」という3層構造で捉え、誰もがこの世界で果たすべき願いとミッション（使命）を抱いて生まれてくる、と受けとめます。

高橋先生とお会いし、「魂の学」を知ってからは、病気を予防して健康な生活を送るのは、その健康な身体を使って、1人ひとりが内なる願いと使命を果たすためなのだ、と思い至るようになりました。

そのとき、これまで自分が取り組んできたことが1つにつながり、私の中でその必然と願いがより確かになったように感じます。

「魂の学」は、すべての人、あらゆる分野に通じる膨大な理論と実践の体系ですが、実は、医療においても絶大な力を発揮します。

その一端を、私のささやかな体験を通して少しお話ししたいと思います。

医療現場では、様々な難題に直面します。患者さんの病気を治すために、また患者さんの苦痛を和らげるために、医療チームとして尽くす。また、病院全体の課題も解決しなければなりません。そういった問題に対して、「魂の学」によるアプローチ――とりわけ「カオス発想術」（目の前の出来事や事態を、様々な可能性と制約、光と闇の両面を抱いた状態として受けとめるまなざし。詳しくは高橋佳子著『最高の人生のつくり方』167ページ参照）は、決定的です。

昨年、私は、ある学会の会長として、大会を開催・運営することになりました。

そのとき、目の前に様々な課題や問題が立ち現れました。私自身、どうしたらよいのかわからなくなることもありましたが、「魂の学」に基づいて考え、判断し、対処してゆくと、試練や難題を乗り越えることができ、不思議と道が開かれていったのです。

学会が成功裡に終わったのも、「カオス発想術」のおかげだと思っています。

実際、頭の中で考えていたモヤモヤしたことが、「カオス発想術」によって、たちまち問題点が具体的に見えてくるのです。そればかりでなく解決法にまで導かれてゆくという、本当に素晴らしい実践メソッドです。

医療はチームで行いますので、チーム1人ひとりのパフォーマンスをアップさせることが大事ですが、高橋先生の「魂の学」には、このパフォーマンスを飛躍的に高める力もあります。1人ひとりが持っている内なる可能性を引き出してくれるのです。

医療の世界には様々な問題や難題が山積していて、この「カオス」という基本的な考え方をしっかり持って対応してゆかないと、いくつものピットフォール（落とし穴）に陥る危険があります。その意味でも、多くの医療者がこの「カオス発想術」をマスターすれば、日本の医療全体がよくなるのではないか、と考えています。

医療を志す若い人や研修医の皆さんには、ぜひそのことを伝えたいと思います。

そして、1人ひとりの患者さんにとっても、病気は「カオス」です。

糖尿病になった、がんになった、心筋梗塞や脳卒中で倒れた……。そういった試練のとき、人間に必要なのは、やはり、その試練の受けとめ方、心構えと勇気、そして具体的な対処と行動の仕方です。「魂の学」はそれを教えてくれます。

関心のある方は、高橋佳子著『最高の人生のつくり方――グレートカオスの秘密』『自分を知る力――「暗示の帽子」の謎を解く』（いずれも三宝出版）などをお読みになることをお勧めします。

本書では、病の予防と健康長寿のために大切な食事についてお話ししましたが、もう1つの重要な柱である「睡眠・運動・環境」についても、近いうちにまとめさせていただく予定です。

この本を手にしてくださった皆様が、病を未然に防いで健康と長寿を保ち、ご自身の人生の願いと使命を生きる歩みに向かってゆかれるならば、望外の幸せです。

著者プロフィール

徳田安春（とくだ・やすはる）

沖縄生まれ。1988年琉球大学医学部卒業。総合診療科・総合内科医師。ハーバード大学大学院公衆衛生学修士。医学博士。沖縄県立中部病院総合内科、聖路加国際病院内科医長、水戸協同病院内筑波大学附属水戸地域医療教育センター教授、地域医療機能推進機構本部顧問などを歴任。2017年より、群星沖縄臨床研修センター長。筑波大学などの5つの大学の客員教授や非常勤講師を務める。日本プライマリケア連合学会英文誌 *Journal of General and Family Medicine*の編集委員長。出版した英語論文は300編以上（共著含む）。台湾ホスピタリスト学会国際顧問。著書に『病歴と身体所見の診断学』『Dr.徳田の診断推論講座』『賢く学ぶ百歳長寿の養生訓』『今からでも遅くない病気にならない健康生活スタイル』ほか多数。

病気にならない食事の極意――総合診療医のエビデンスにもとづく処方箋

2020年４月６日　初版第1刷発行
2020年４月30日　初版第2刷発行

著　者　徳田安春
発行者　仲澤　敏
発行所　三宝出版株式会社
〒111-0034　東京都台東区雷門2－3－10
電話　03-5828-0600　https://www.sampoh.co.jp/
印刷所　株式会社アクティブ
装　幀　株式会社ブッチ

ISBN978-4-87928-129-6